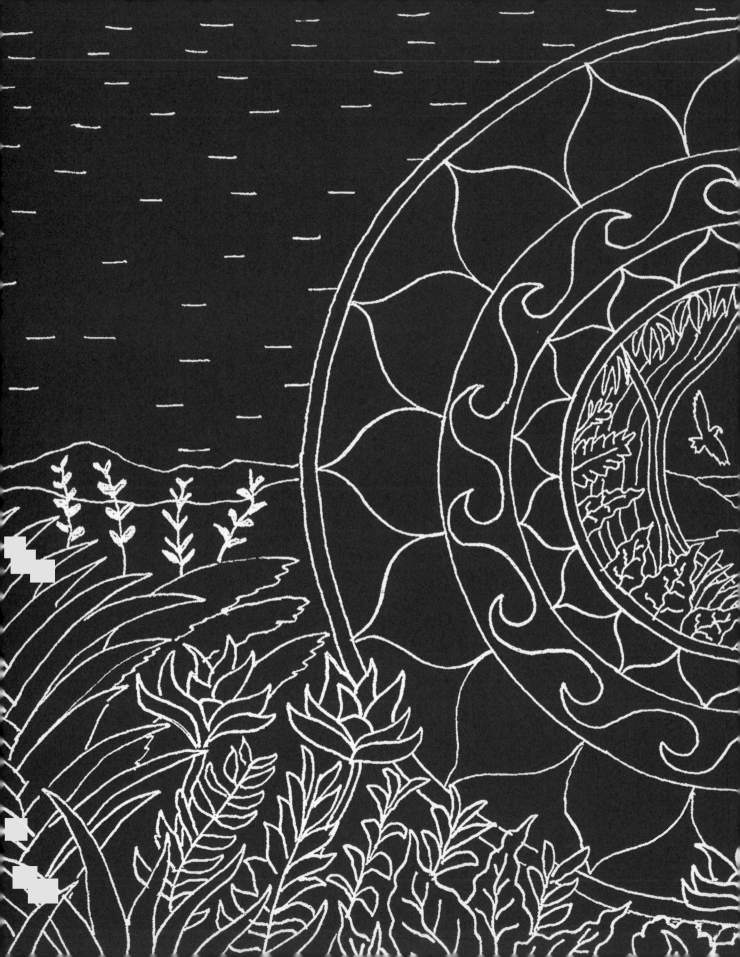

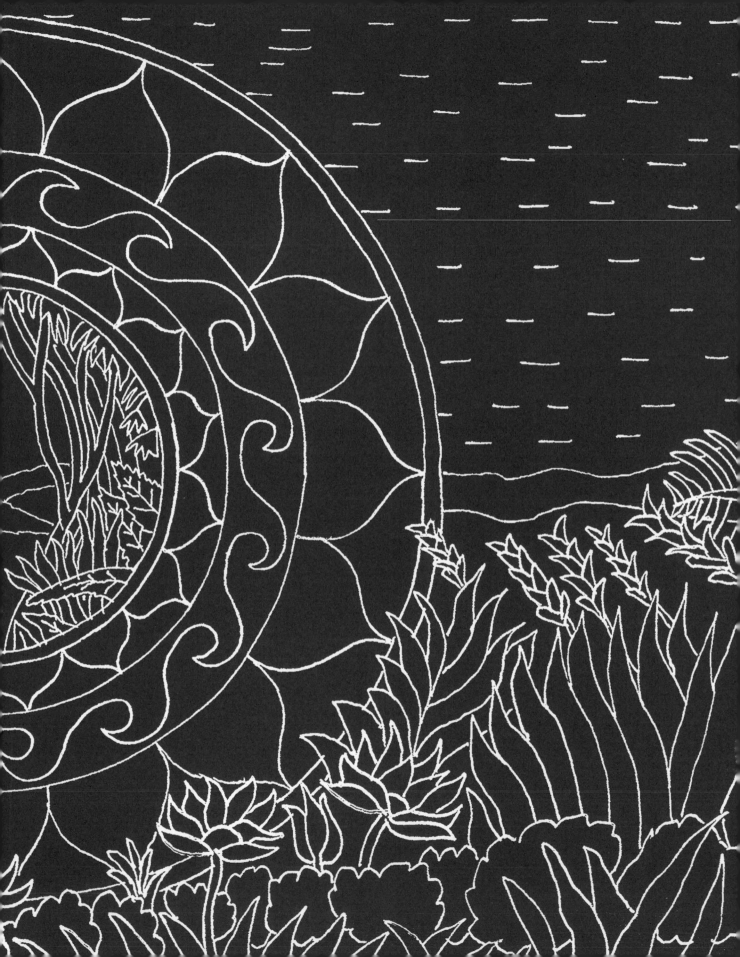

"Let go of your mind & then be mindful."

RUMI

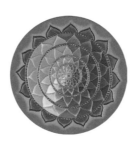

「放下你的頭腦，全心充滿覺知。」

～魯米(Rumi)

The life of a man is a circle from childhood to childhood, and so it is in everything where power moves. Even the seasons form a great circle in their changing, and always come back again to where they were. The sun comes forth and goes down again in a circle. The moon does the same, and both are round. Birds make their nests in circles, for theirs is the same religion as ours. The wind, in its greatest power, whirls. The sky is round, and I have heard that the earth is round like a ball, and so are all the stars. Everything the Power of the World does is done in a circle.

,,

人生就像一個圓，從童年到童真，正如力量不斷流轉在所有事物之中。即使四季不停的變換，它總是又會回到原點，形成一個大圓。在圓之中，太陽來到眼前又離開落下，月亮亦然，兩者皆在圓之中。鳥群構築巢穴成一個圓，如同牠們與我們有著同樣的信仰。風以最強勁的力量吹起、迴旋著。天空是圓的，我聽說地球也是圓的像顆球，就像所有的星星一樣。世間所有事物的力量都在圓之中圓滿。

～黑麋鹿（Black Elk）

能量曼陀羅
彩繪內在寧靜小宇宙

COLOUR
yourself
CALM

撰文編輯/
狄蒂·羅恩(Tiddy Rowan)

曼陀羅繪製/
保羅·霍伊斯坦(Paul Heussenstamm)

譯者/
施如君

推薦序　　　　簡介　　　　正念

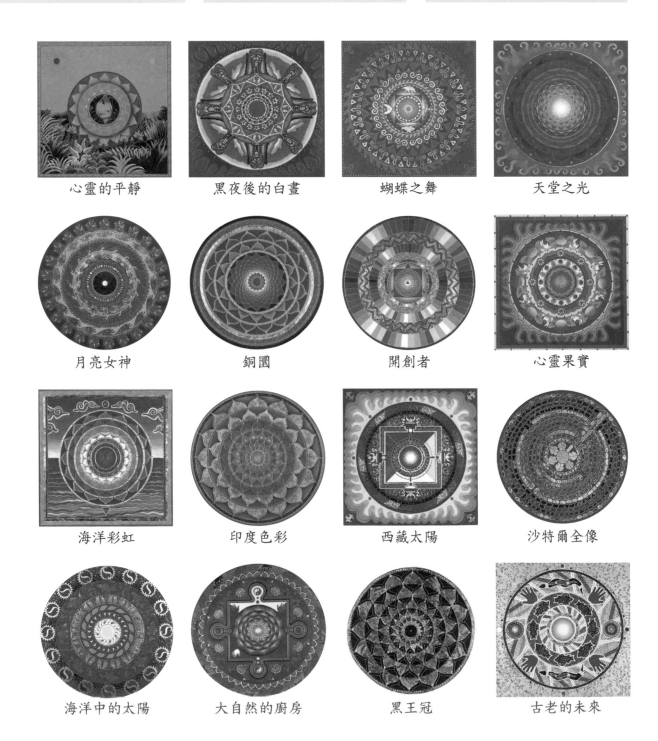

心靈的平靜　　黑夜後的白晝　　蝴蝶之舞　　天堂之光

月亮女神　　銅圖　　開創者　　心靈果實

海洋彩虹　　印度色彩　　西藏太陽　　沙特爾全像

海洋中的太陽　　大自然的廚房　　黑王冠　　古老的未來

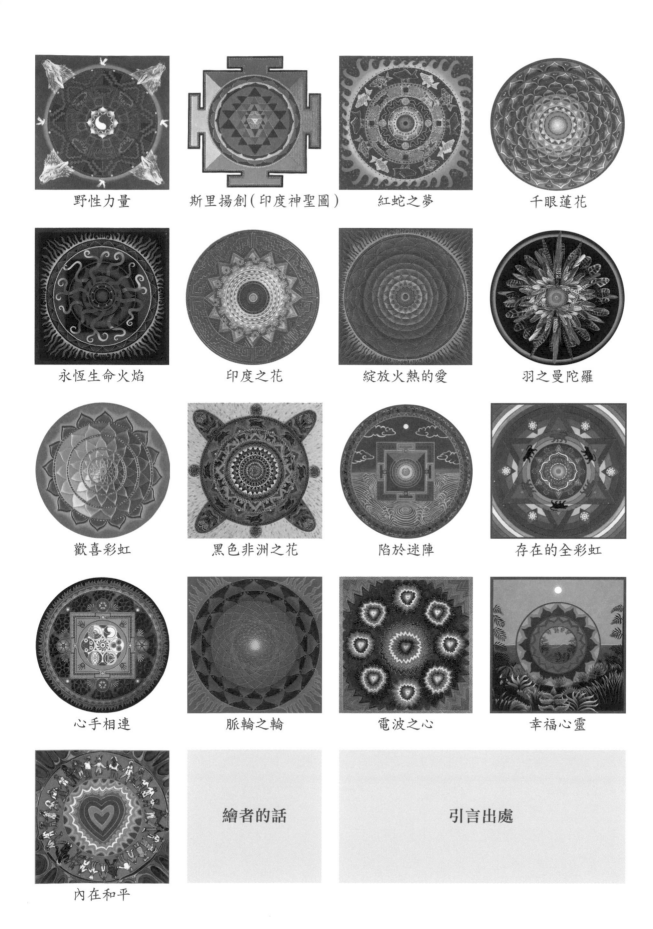

野性力量　　斯里揚創（印度神聖圖）　　紅蛇之夢　　千眼蓮花

永恆生命火焰　　印度之花　　綻放火熱的愛　　羽之曼陀羅

歡喜彩虹　　黑色非洲之花　　陷於迷陣　　存在的全彩虹

心手相連　　脈輪之輪　　電波之心　　幸福心靈

內在和平　　繪者的話　　引言出處

曼陀羅不只是藝術，是奧秘

　　與其它市面上的曼陀羅著色繪本書比較，《能量曼陀羅──彩繪內在寧靜小宇宙》這本書有著更深的層次，更能觸動人心的魅力。

　　本書作者保羅·霍伊斯坦如此讓人嫉妒，成為上帝的代言人，將宇宙的訊息透過他畫筆下一幅幅美麗的曼陀羅來「洩露天機」。

　　保羅所創作的每幅曼陀羅作品都有各自的靈魂，述說著不同的生命故事，而更奇妙的是，當你專注觀看這些如夢似幻的神秘圓形圖象時，你總是會從中看到自己的身影。比如說，有時候你會發現自己目前的生命狀態，就好像曼陀羅中的一個離開中心很遠很遠的圓點；有時候你又會從一個古老的圖騰中憶起久違的靈魂印記；或是看到自己化成許多錯綜複雜的線條，並逐步回到原點等等。

　　曼陀羅 Mandala 是印度梵文的音譯，意即「圓」。然而，其原意卻遠遠超過這個簡單的形狀，它代表的整體性被視為一個生命的結構模型，是一個宇宙藍圖，並從我們的身心無限延伸至整個世界。

　　心理學家榮格是最早把曼陀羅創作帶到西方世界的人。在第一次世界大戰期間，他每天早上在筆記本上畫一幅小小的曼陀羅，來觀察自己的精神變化，這也讓他逐漸從黑暗中走出來。

　　榮格發現在繪畫曼陀羅時，往往會反映當時的心境，個人內在的本質和真實的自我。他更將曼陀羅作為一種藝術治療，藉以幫助他的病人進行更深層的連接。

　　一幅有生命的曼陀羅，不只是藝術，是奧秘。

　　當你專注書中的每一幅曼陀羅時，你不只看見一幅美麗的圖

畫，你更能看見了怎麼樣的你、你、你⋯⋯你將會經歷一場難以置信的心靈療癒，從你在這個圓裡面所接觸的線條、圖案、顏色和符號中，去認識你內心的小宇宙，找出自己當下發生了什麼事。

這不是一本用腦去看的書，這是一個以藝術的方式來看待你內在的靜心遊戲。這都是為了讓你跳開慣性的思考模式，重新建立一種新的覺察能力，打敗你頑固的腦袋，去知道更多你不知道的自己。

此外，在進行曼陀羅靜心時，你更可以配合書中所提及的正念技巧。正念觀照能夠帶給你安定的力量，這種力量能夠征服外在的世界，讓心再次擁有自主的能力，情緒就不再受到環境的影響了。擁有安定的心，就是喜樂自由的基本條件。

在被全世界都向前衝的壓力吞噬之前，我邀請你試著稍微停下來，找一張舒服的椅子，或是窩在自己熟悉的沙發上，慢慢地把心從外面的世界拉回到你的內在，進入一個與自己單獨相處的寧靜空間，去享受神聖曼陀羅所給予你身體與心靈真正的平安吧！

AKASH阿喀許
知名華人心靈導師、靈氣師父
AKASH阿喀許多元靜心中心創辦人
著有《阿喀許靜心100》

運用正念與色彩，創造內在平靜

在趕往第三十三號登機門之後，我利用忙碌飛行之間可以安靜下來無人打擾的空擋，打開了隨身電腦，準備寫篇推薦序。

在三十三號登機門前，欣賞三十三幅作品，對我這種以色彩、符號，以及宇宙訊息為生的女子來說，是個有趣的訊號，啟發著我。在塵間的旅行中，我總能幸運地接收到生命能量所帶來的蛛絲馬跡以及能量曼陀羅的指引，帶來靈性上的提昇與領悟。訊息無所不在，隨時指引著我們接引內心平靜的正面力量。

這個世界就是一個大的曼陀羅，人生也是一場曼陀羅，生活可見和不可見的指引中，都充斥著Mandala（曼陀羅／曼達／曼達拉），這也是為何我的色彩能量管理學中，總充滿了各種圖像、攝影、彩繪，因為，這些Mandala，代表著人類內心與宇宙通道中，最完美的結合和溝通。

真正進入到Mandala，是在藏傳研究中的閉關修行裡，所帶給我的震撼和領悟。閉關中需要觀想的Mandala（壇城），以及必須要不斷練習的曼達盤（祈福累積福德資糧之用），所有的珍寶美好，盡收曼達盤之中。在第一次準備曼達盤中的所有珍寶時，運用的礦石水晶及珠寶，代表的圖像以及觀想的意境，震撼了我對宇宙的觀感，也擴大了我對世界不只有人間的看法。在每每唱誦著「伊當，咕嚕，那拉，曼達拉……」的咒音時，我的心中充滿了對世界的尊敬和驚喜，也感受到當我們一心感恩時，所散發出的生命力量與幸福的感受，實在太強大了！

從小習畫，雖然不是目標成為專業畫家，但對於色彩的熱愛，以及對於轉動能量的天賦，令我一直擁有和藝術文化創作及能量治療有關的工作與機會。記得十多年前，我運用曼陀羅繪圖法，在大學用於療癒情緒，我發現配合能量工具一起作畫及引導，竟

然可以令學生得到立即的啟發和釋放情緒。後來更發現，這不僅可以用在修行，更可以用於令學生體會美好的內心境界，安住在高能量的感恩中，創造幸福人生。

本書在一開頭提到的心理治療學先驅卡爾・榮格(Carl Jung)發現，「在心理治療的過程中，一些未曾接觸過東方神秘學的人也會隨性地繪出類似曼陀羅型態的圖樣，這些圖樣被認為代表一種傾向，亦即人能透過意識的覺知去辨識並整合出潛意識中的智慧。因此，曼陀羅正是反應出創作者內在意欲表達的種種，就像是探尋了潛意識，並且連結到心理或心靈的更深處，展現出那些無法輕易用言語形式表達出來的字字句句。」

更巧合的是，我在這本中文書出版之前，也正巧在日本透過藏傳佛教的佛學團體購買了本書的英文版。保持正念的覺知是來自佛學的體悟，而實際操練則是來自親身的驗證，假如你沒有體驗過美好，如何理解美好呢？假如你的人生沒有體驗過喜怒哀樂、成住壞空的循環，又如何能安享在美好的大圓滿能量之中呢？

本書，正可以指引每位讀者，運用正念及色彩，以及呼吸觀想，創造內在的平靜。

現在，就讓我們一起作畫，享受彩色的人生，體驗色彩能量在你生命中可以帶來的神奇魔力吧！

上官昭儀

華人著名成長教育專家

生命美學導師

美力系統及臺灣伊莎貝爾色彩教育學苑（ICEA）創辦人

簡介

　　《能量曼陀羅——彩繪內在寧靜小宇宙》是本激發正念靈感的曼陀羅彩繪書，其中包含三十三幅原創的彩色曼陀羅，同時亦附上黑白的線圖讓讀者也能夠自行上色。並且每幅曼陀羅都伴隨著勵志的引言與正念技巧，以加深覺知的經驗。每幅曼陀羅的設計牽引著你的視線直至中心，因為如此，可以讓你的心智更為集中。在彩繪這些曼陀羅同時，可放鬆你的身心靈，釋放壓力，這更是探索自身內在創造力的好機會。

　　自古以來，曼陀羅就是冥想藝術的古老形式之一，對稱、同心圓的圖案設計可用來放鬆過度使用的頭腦，釋放其中深富趣味的創意力與表達力。在彩繪的過程中，將自己幻化成一幅幅美麗的曼陀羅，正是讀者進入正念的實際練習。這是放鬆身心靈最容易的方法，並且可在潛意識中增長內在智慧、擴展想像力，創造心曠神怡的整體感。

　　前面幾幅曼陀羅大部份是佛教僧侶用以修行的藝術形式，創作時期最遠可追溯至第四世紀。於世界各地許多不同文化與宗教之中都可發現曼陀羅的根基。曼陀羅具有一種衝擊力，可帶領我們觸及尚未開發的心智與心靈。

　　心理學家（尤其是先驅者卡爾·榮格）已經發現，在心理治療的過程中，一些未曾接觸過東方神秘學的人會隨性地繪出類似曼陀羅型態的圖樣，這些圖樣被認為代表一種傾向，亦即人能透過意識的覺知去辨識並整合出潛意識中的智慧。因此，曼陀羅正是反應出創作者內在意欲表達的種種，就像是探尋了潛意識，並且連結到心理或心靈的更深處，展現出那些無法輕易用言語形式表達出來的字字句句。

　　所以透過彩繪你的內在寧靜，來緩和、放鬆並且探索你的潛意識吧！

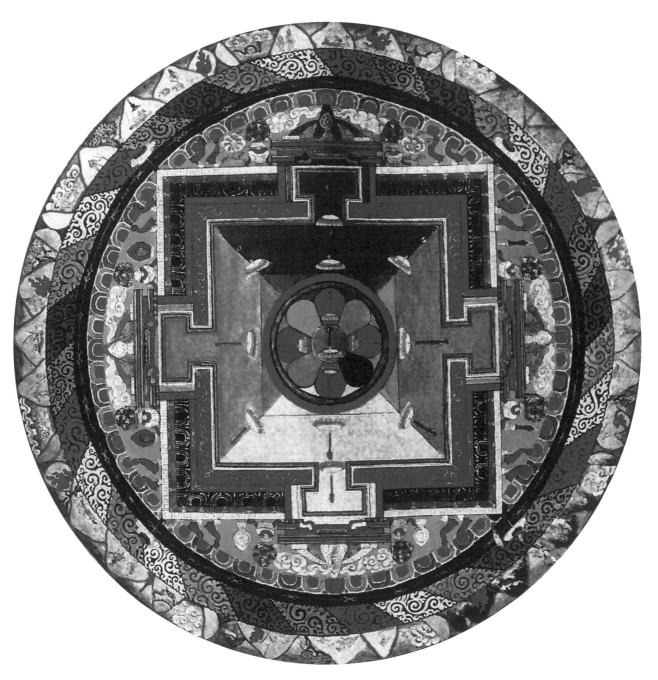

咕嚕咕咧佛母曼陀羅

西藏，十九世紀

正念

練習

　　在開始彩繪之前，你可以先進行一個簡單的正念練習，幫助自己集中專注力。讓自己坐在一個舒適但是又能讓脊椎挺直的姿勢，放掉肩膀讓肩膀放鬆，並且將注意力放在呼吸上，專注地呼吸幾次。

　　接著將你的注意力轉移到任何一幅最吸引你的曼陀羅上，讓你意識的頭腦跟隨著曼陀羅的意象，一圈又一圈地移動，直到你到達曼陀羅的中心，注意上面的每個色彩，將自己融入曼陀羅的意象之中。

　　練習的目標是要幫助你清空你那絮絮叨叨的頭腦，然後專注在曼陀羅的圖像上，當你的注意力又開始搖擺時，可以再度將注意力放在你自己的呼吸，並且回到圖像之中。每當你感覺到自己的注意力搖擺不定的時候，運用曼陀羅的中心點當作你的下錨之處。

　　慢慢地，將你的焦點移動到右頁的曼陀羅上，然後開始為黑白線圖上色。你可以跟著左頁彩圖上的顏色，或者你可以隨機地選擇自己想要的顏色，讓那些自然跳出在眼前的顏色彩繪在圖上的每個部分之中。

　　當你上色的時候，繼續在這個過程中保持你的專注力，讓你的頭腦保持中立，藉此進入你的潛意識，允許其中某些更深層的自己能夠浮現出來，讓它與你意識的頭腦對話。

　　這個過程會讓你的右腦（情緒的、直覺的、富有想像力的）有機會與左腦（邏輯的、理性的）互動，因此而解開一些困擾，並且重新創造另一種平衡。就當作這是個讓你的直覺力發揮的方法。

　　進入這些曼陀羅的方式沒有對或錯，只要採取行動專注地觀看並保持在曼陀羅的框架中，就已經是實際練習正念的方式，這些指導原則只是純粹為了幫助你找到你自己獨特的回應方法。

　　保持正念的練習有三個關鍵元素，那就是：時間、耐心與專注力，所以，停下來、坐下來、定下來，然後全神貫注在曼陀羅上，開始彩繪並且讓你的內在冒險展開……。

鍛鍊

　　最精要的原則就是「正念——保持頭腦的覺知」而不是保持滿滿的頭腦。每當你想要保持正念的狀態時，可運用呼吸當作你的重心以及起始點，經常練習保持專注力，這也能夠加強訓練你的頭腦。

　　這些聽起來很容易，像是呼吸的重要性以及對別人說話時保持正念的重要性，不要沈溺於過去無法改變的事物或是未來不一定會發生的事件上，但是當你開始去練習，真正地保持正念，並承諾自己去行動，所有的好處會在你決定投入的那一刻起開始發生，就像做所有其他事的原則一樣——勤能補拙。最終，它會一步步為你帶來力量與鼓勵，直到你在生活的每一刻都保持在正念之中。

　　本書中的曼陀羅彩繪練習強調保持（或回到）在當下此刻的重要性，選擇其中一個曼陀羅來彩繪，並保持你的心智專注在一個單一的念頭上「或單純地在這個活動本身」就是正念的鍛鍊方式。

　　當你在這個練習中逐漸成長，要將正念運用在其他活動上就會變得更加容易，多花些心思在日常生活上，當你需要內在的寧靜時刻，隨時可以採用專注呼吸的練習。

呼吸

　　一個深層放鬆的人呼吸頻率大約是每分鐘七次。慢慢地將你的呼吸緩和下來，你就會自然跟著放鬆。這是個很有用的練習，每當你需要專注的時候，例如在一個重要的面試或簡報之前，甚至是處於緊繃的時刻，這個方法會幫助你保持冷靜。

　　吸氣（從一數到五——左右）

　　保持閉氣（從一數到二）

　　慢慢地吐氣（從一數到五——左右）

　　重複幾次，然後讓你的呼吸不費力地找到它自己緩慢的節奏。

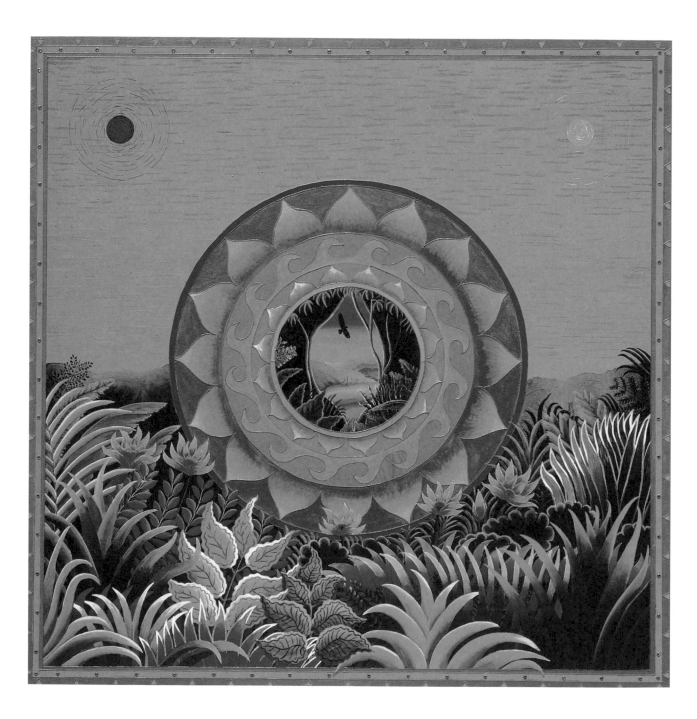

心靈的平靜

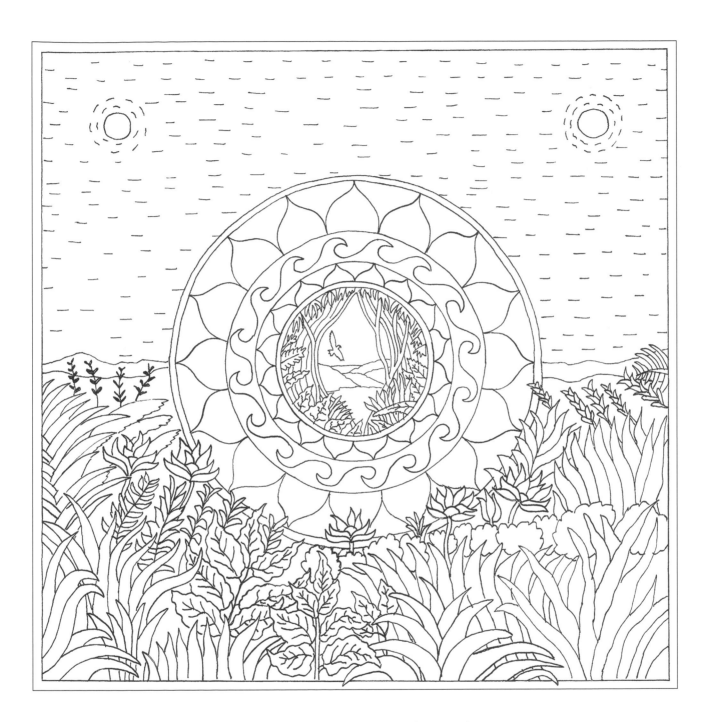

保持頭腦的覺知——而不是保持滿滿的頭腦。

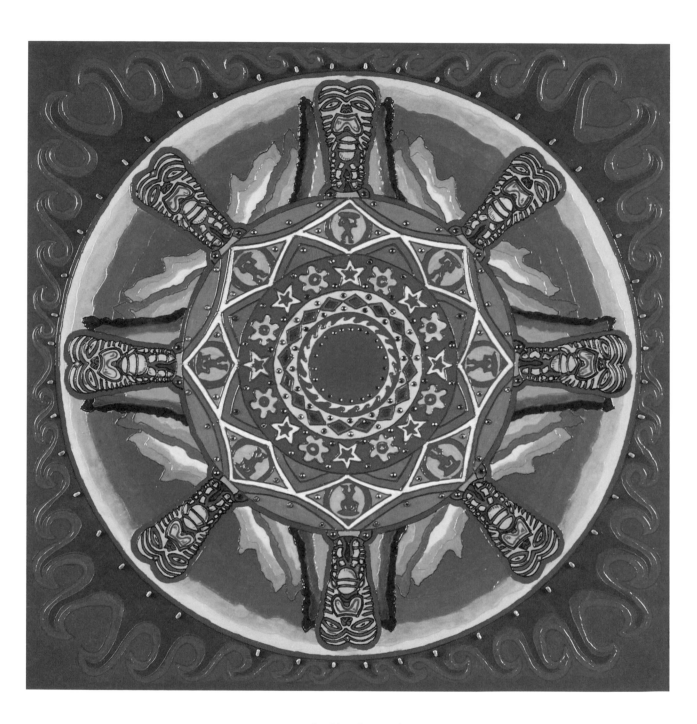

黑夜後的白晝

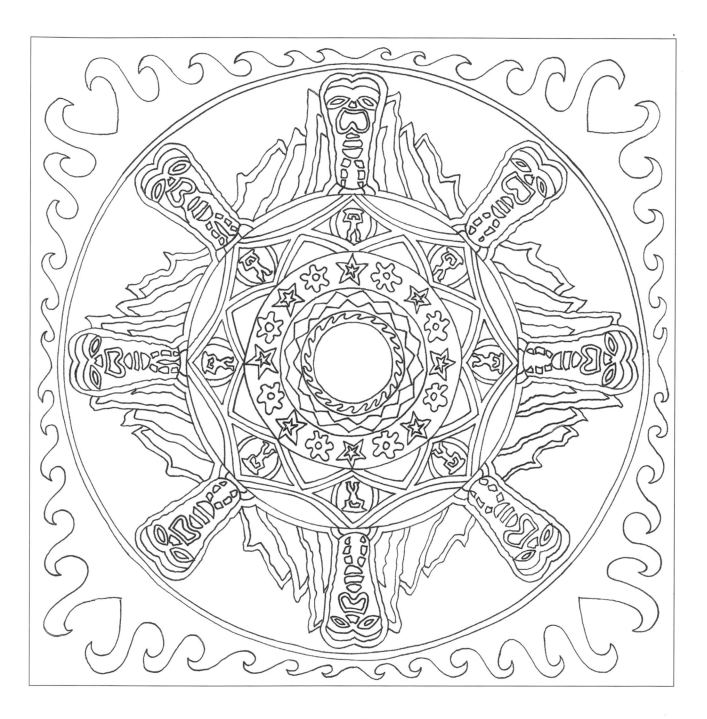

作夢的人向外看，覺醒的人往內觀。

卡爾・榮格

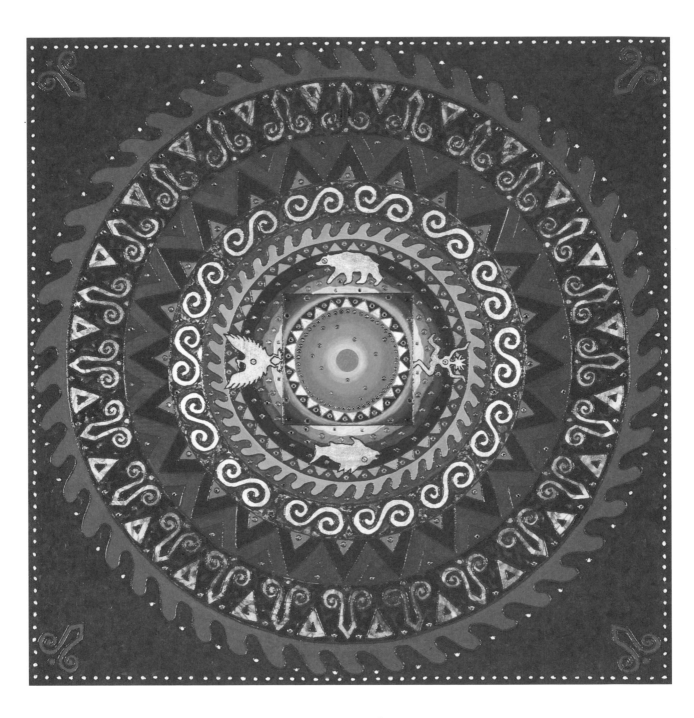

蝴蝶之舞

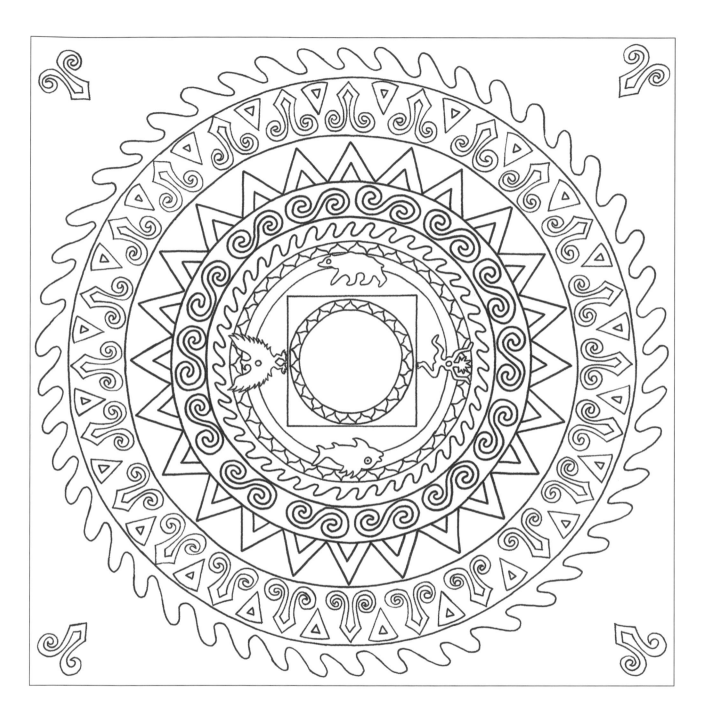

活在當下這一刻。

只要覺知此刻的任何發生。

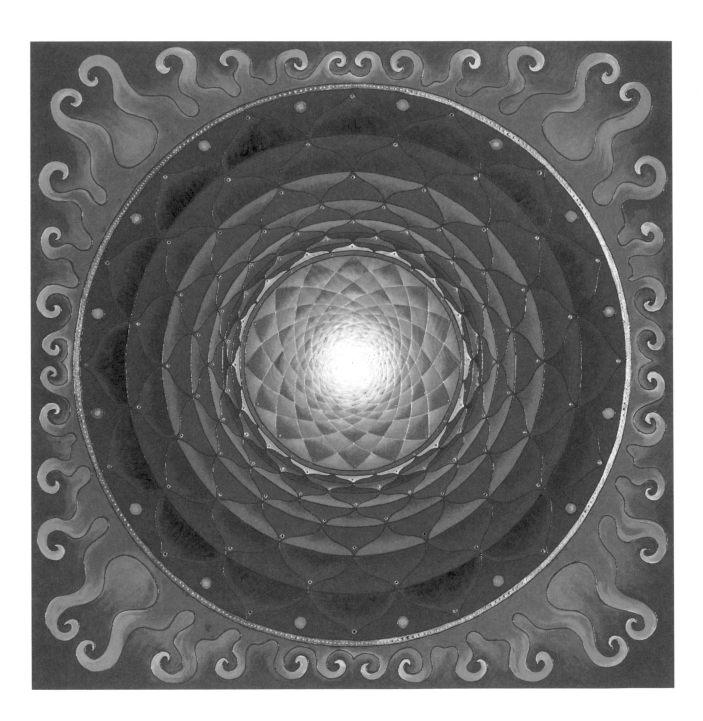

天堂之光

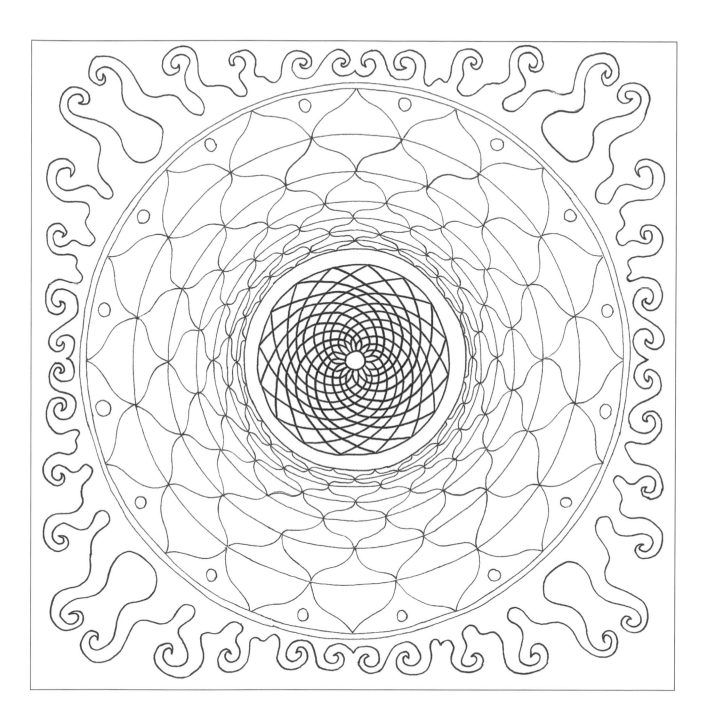

我的信仰非常簡單，我的信仰就是慈悲。

達賴喇嘛

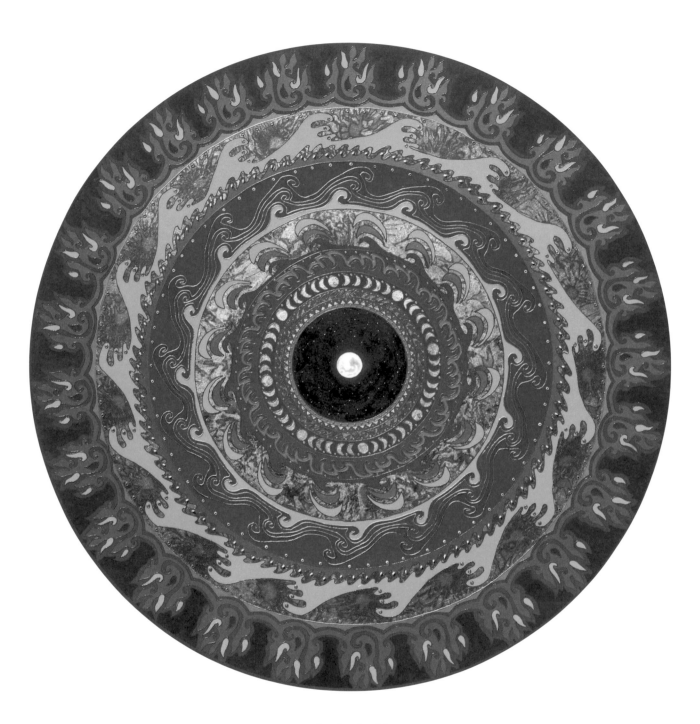

月亮女神

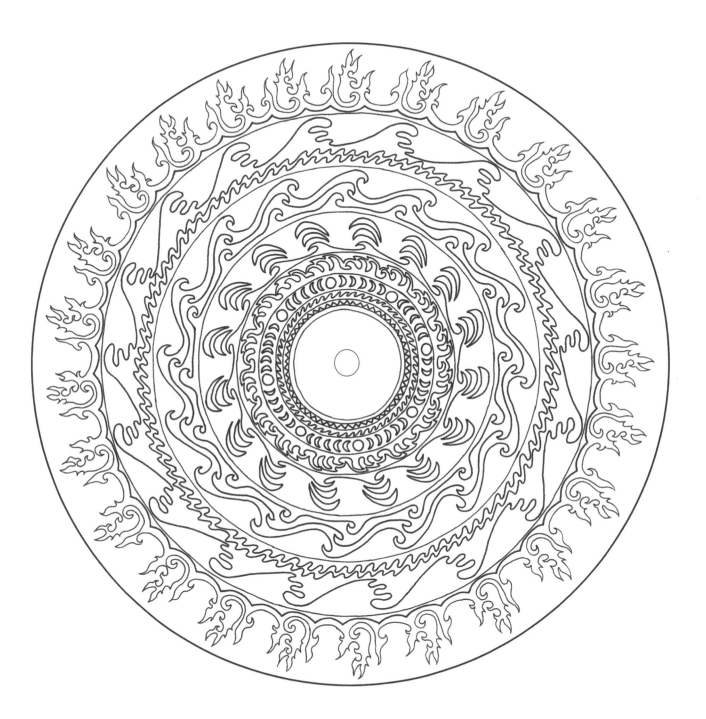

中心不必向「外」求，
中心就存在於你自身或者就在你的心中。

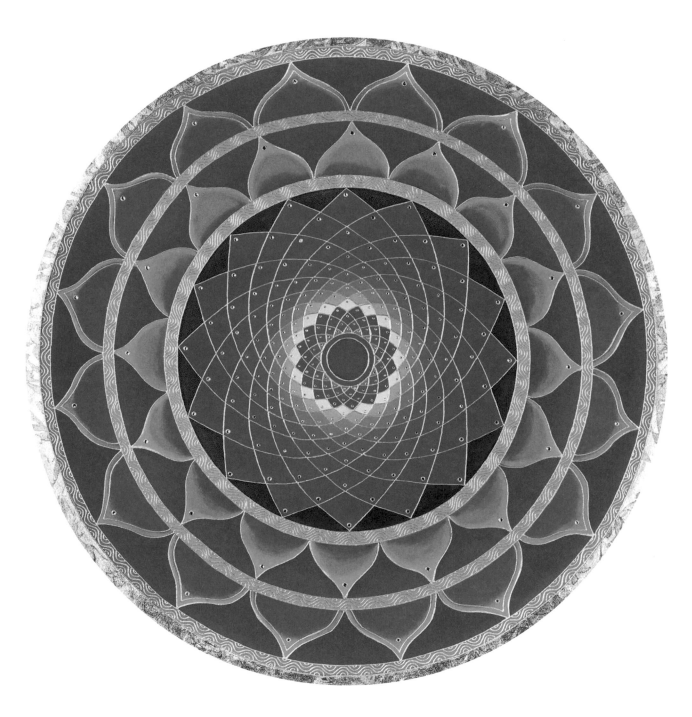

銅圖

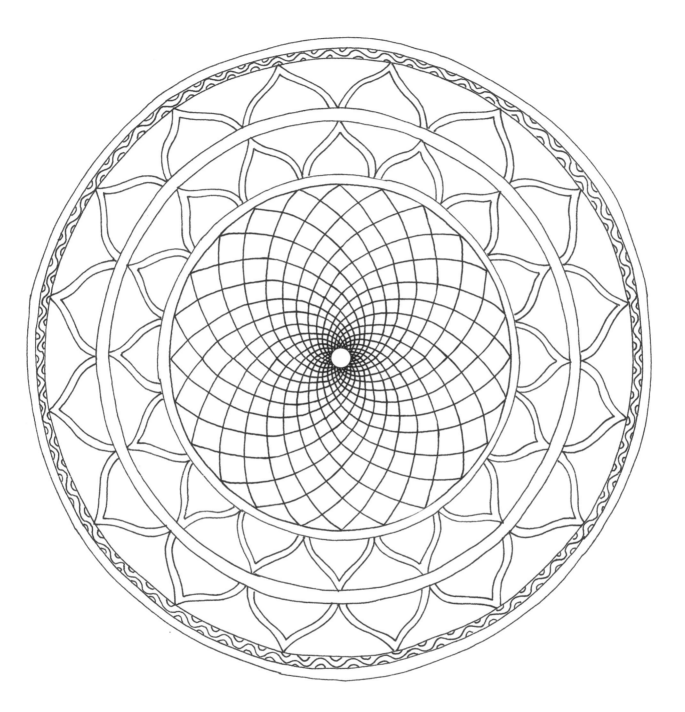

只管專注在彩繪的過程中，
對過去的憂慮或者對未來的焦慮自然會消散。

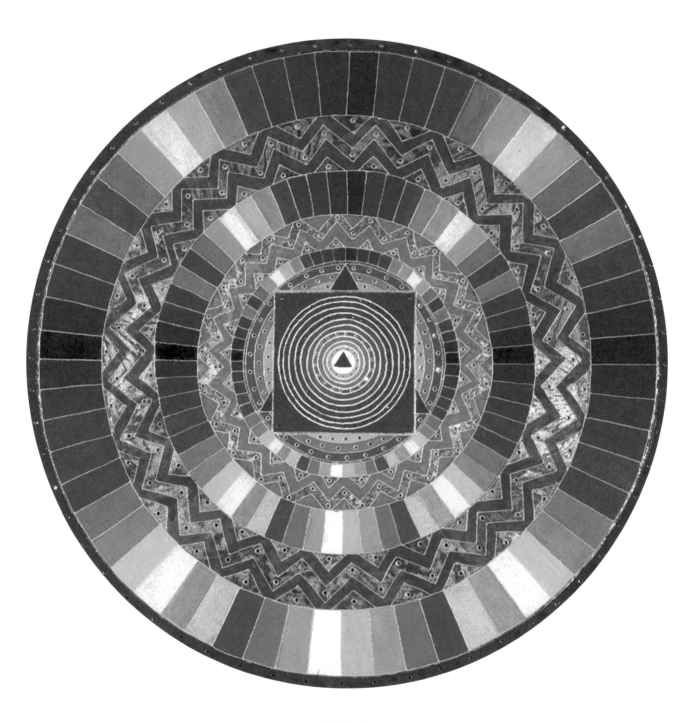

開創者

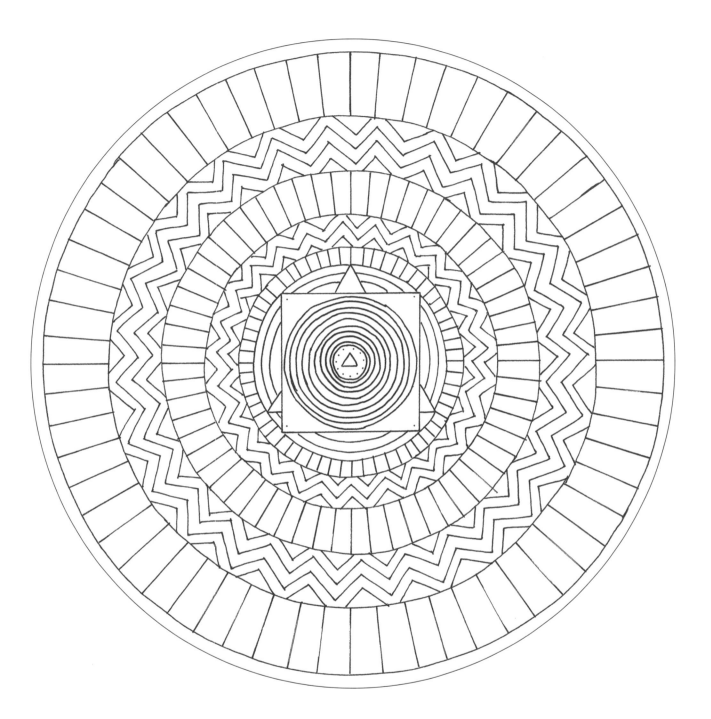

一個不曾犯錯的人也不會嘗試任何新鮮事。

阿爾伯特·愛因斯坦

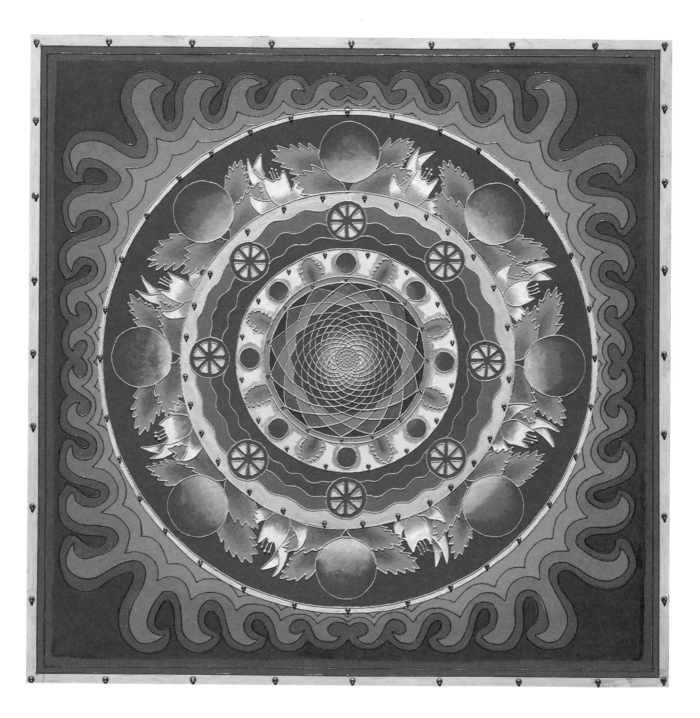

心靈果實

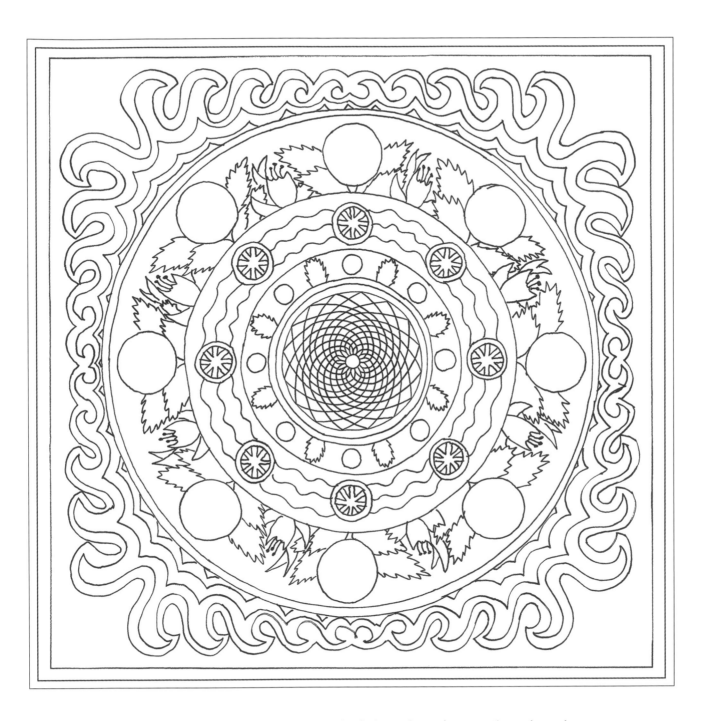

幸福不存在於財富之中，也不在黃金之中，幸福就停駐在心中。

德謨克利特

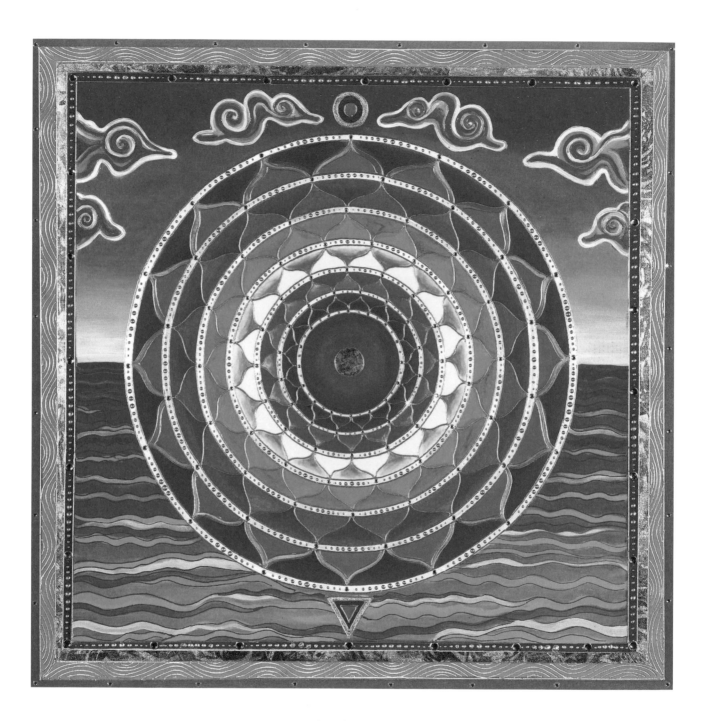

海洋彩虹

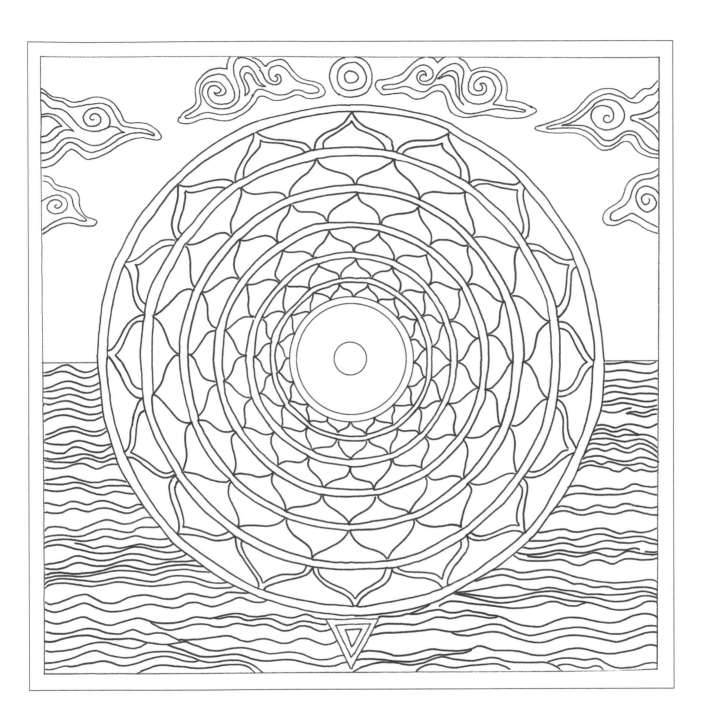

所有色彩的光譜皆反映了正面的能量。

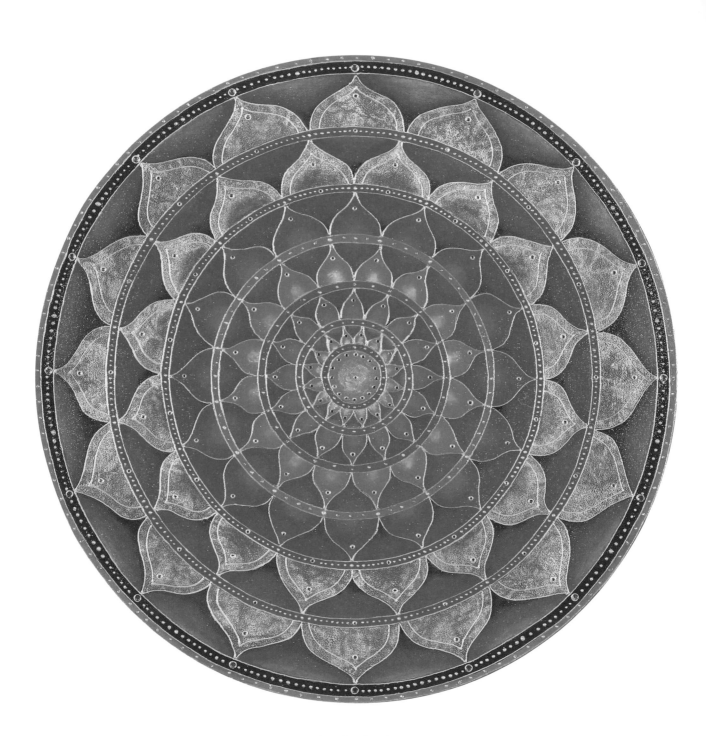

印度色彩

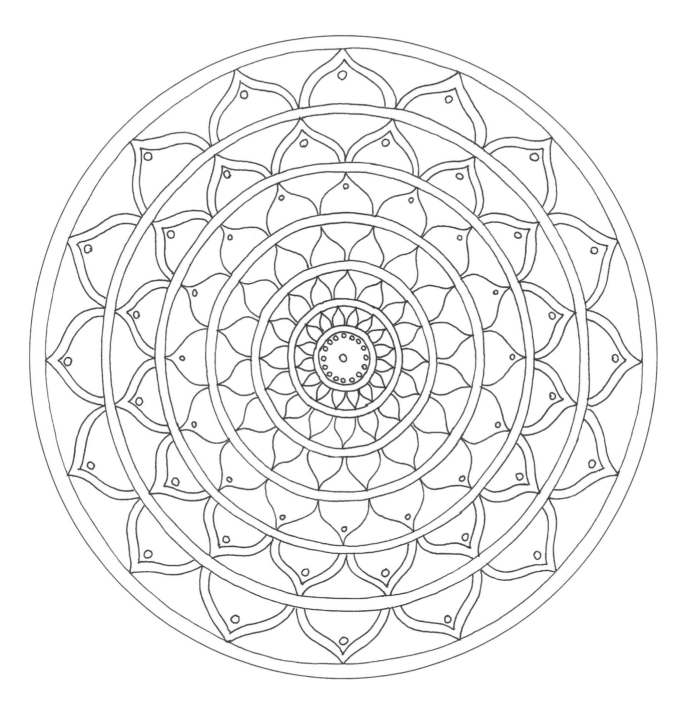

保持中心的正念。

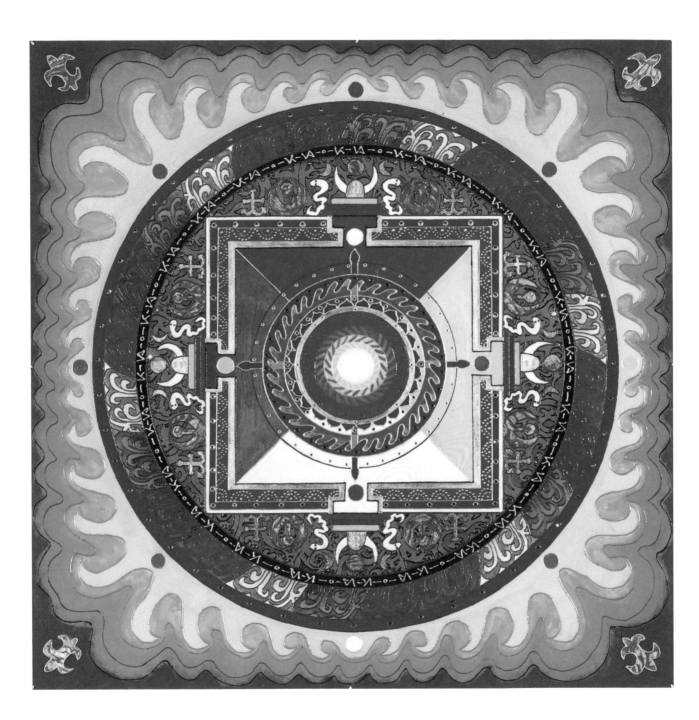

西藏太陽

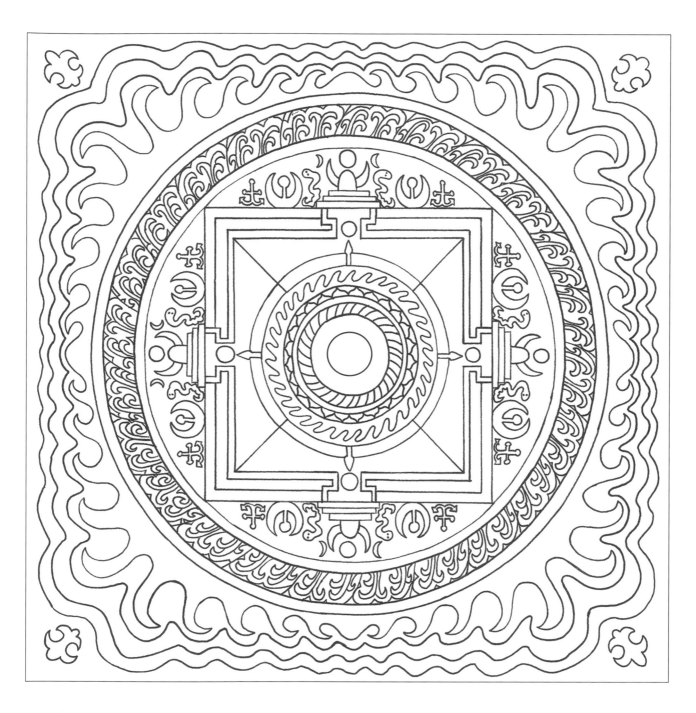

心靈或是身體兩者健康的秘訣就在於……
有智慧並且真摯地活在當下這一刻。

佛陀

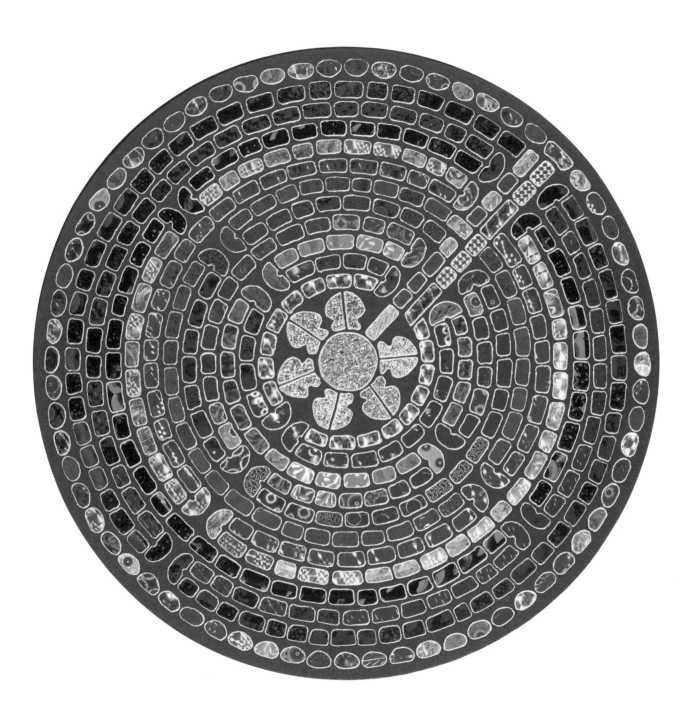

沙特爾*(Chartres)全像

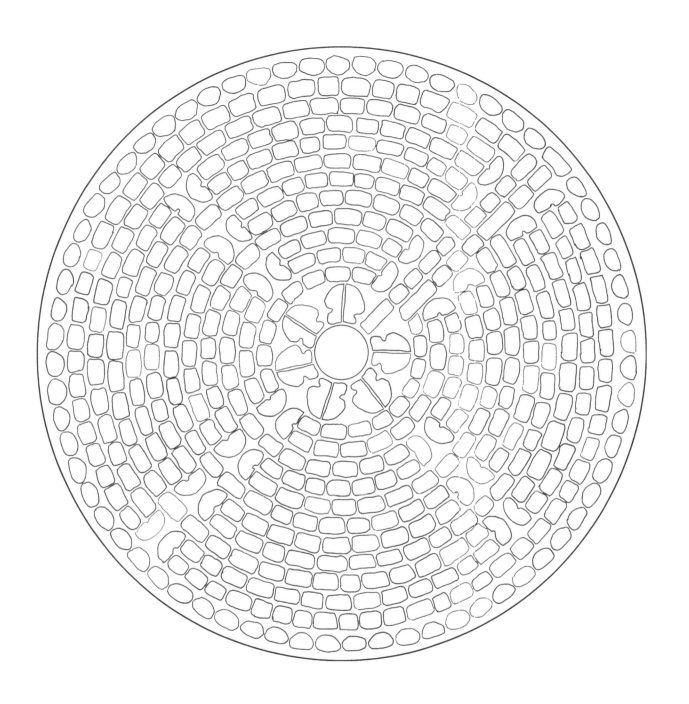

積極正面地展望這個世界，映照在你身上的影子將會很美麗。

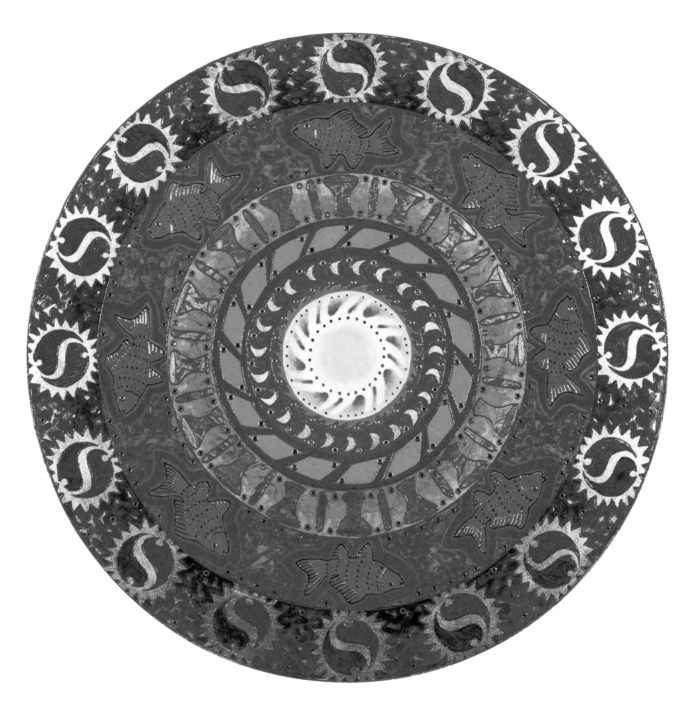

海洋中的太陽

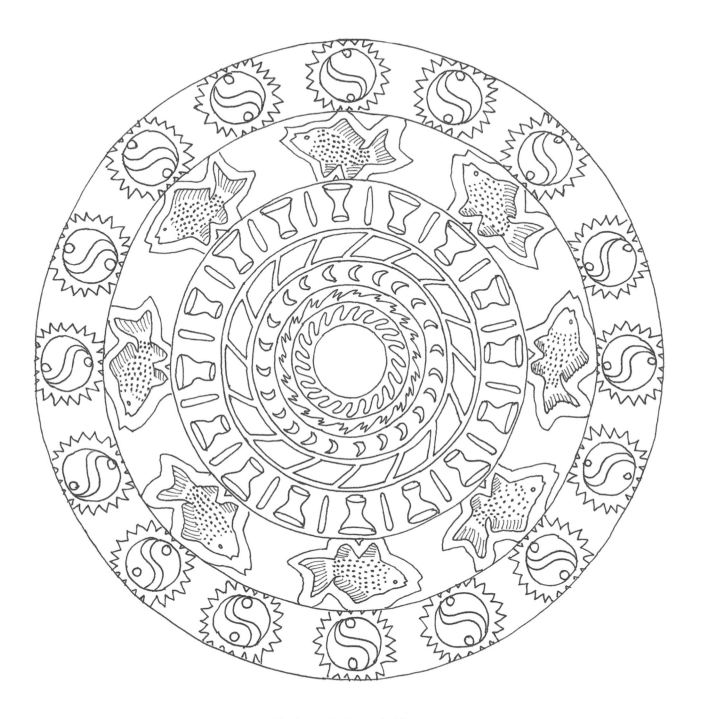

機會總是充滿力量。

保持魚鉤在水中，在你最不看好的池子裡，魚就會出現。

奧維德

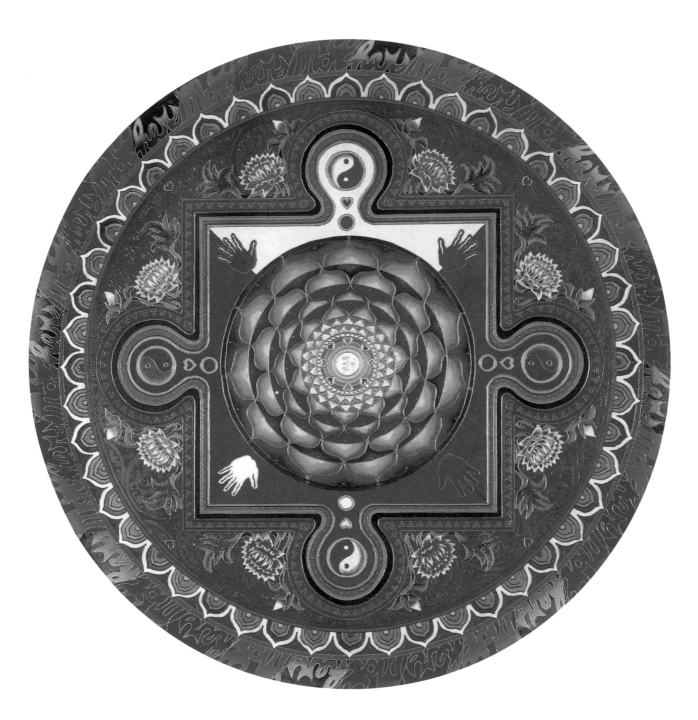

大自然的廚房

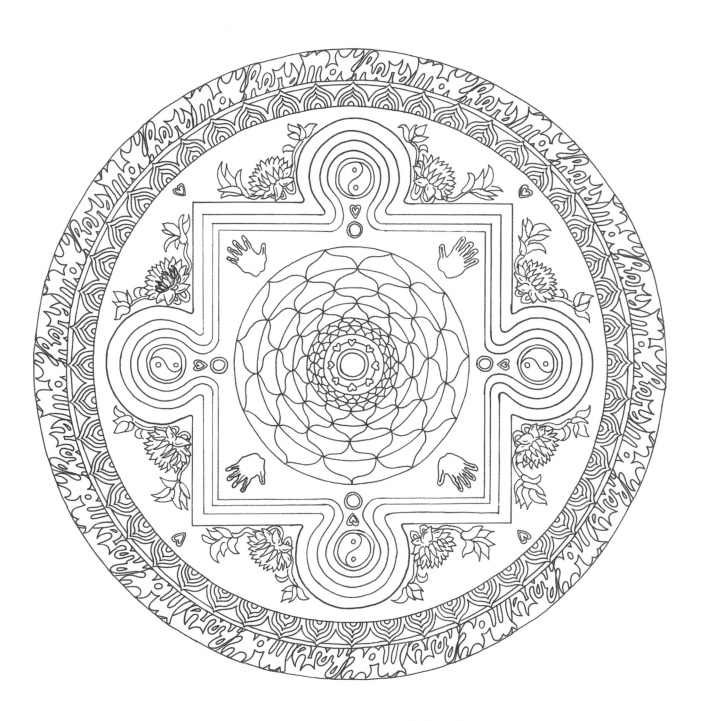

讓大自然的療癒力喚醒並修復你的身心。

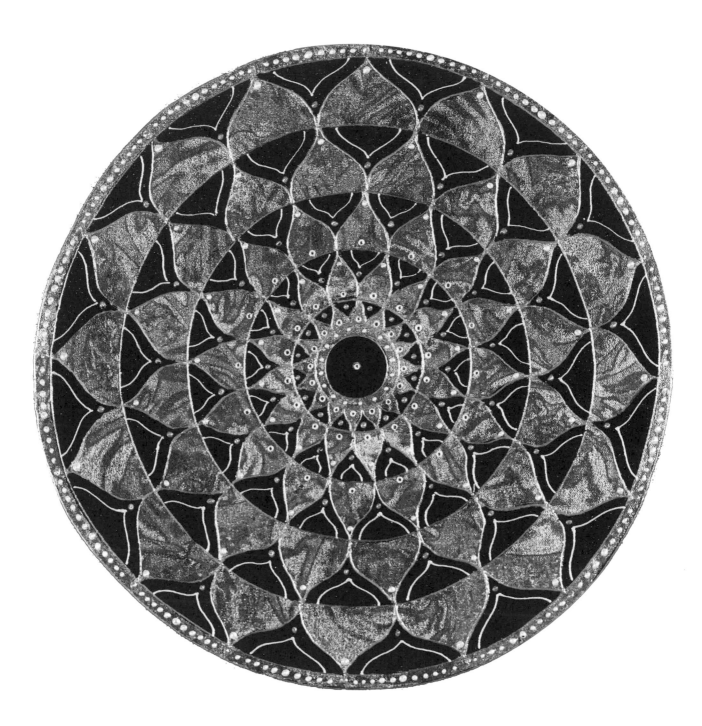

黑王冠

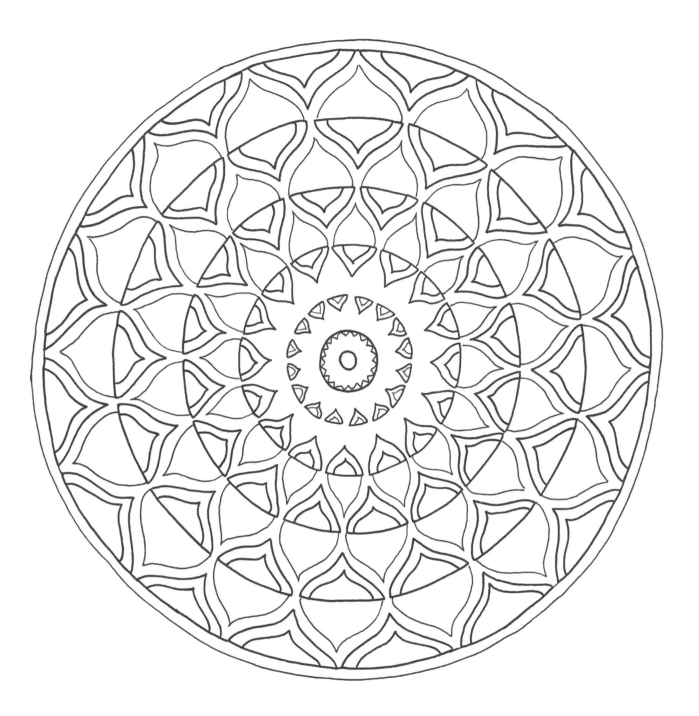

將視覺聚焦在中心點上，允許你的心之眼創造不同的圖樣和畫面，
幫助你回到自己的中心，並且感受寧靜的力量。

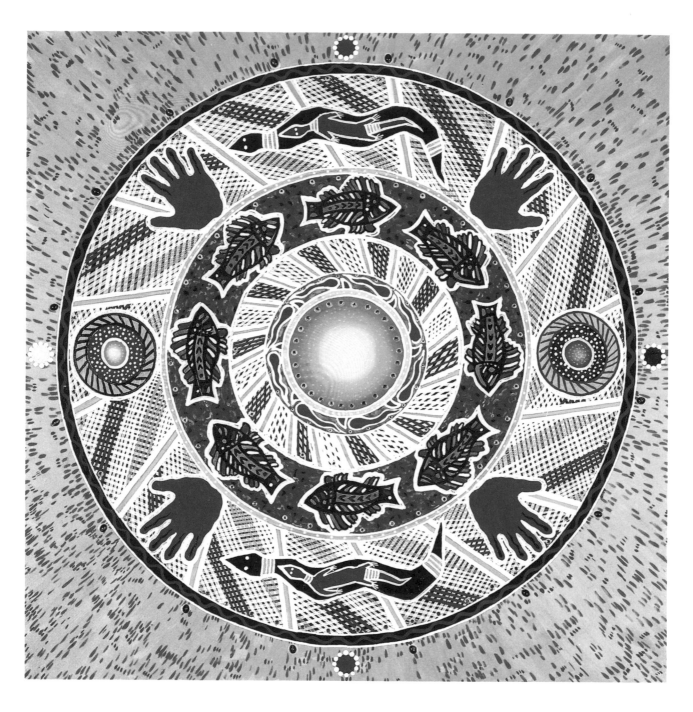

古老的未來

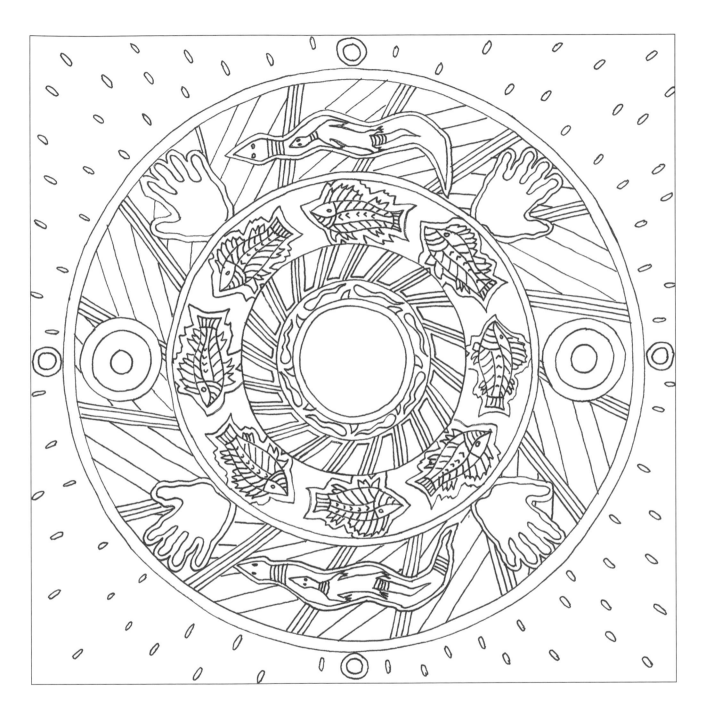

與我們心靈深處的那些東西比較，眼前身後之事都微不足道。

拉爾夫·沃爾多·愛默生

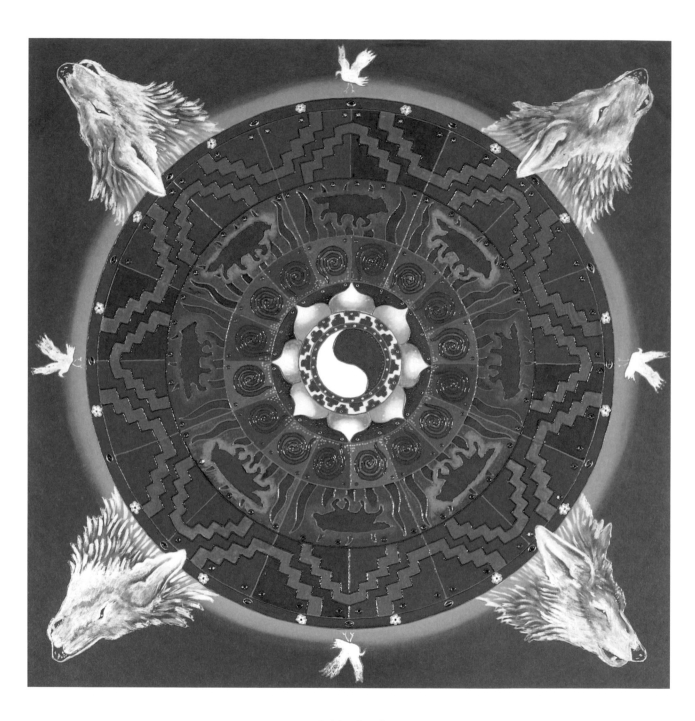

野性力量

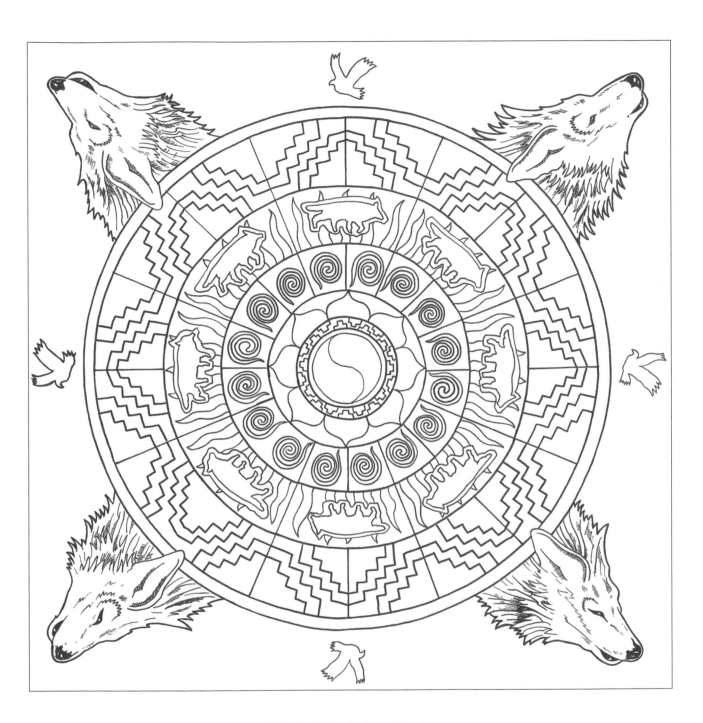

讓你的想像力自由馳騁。

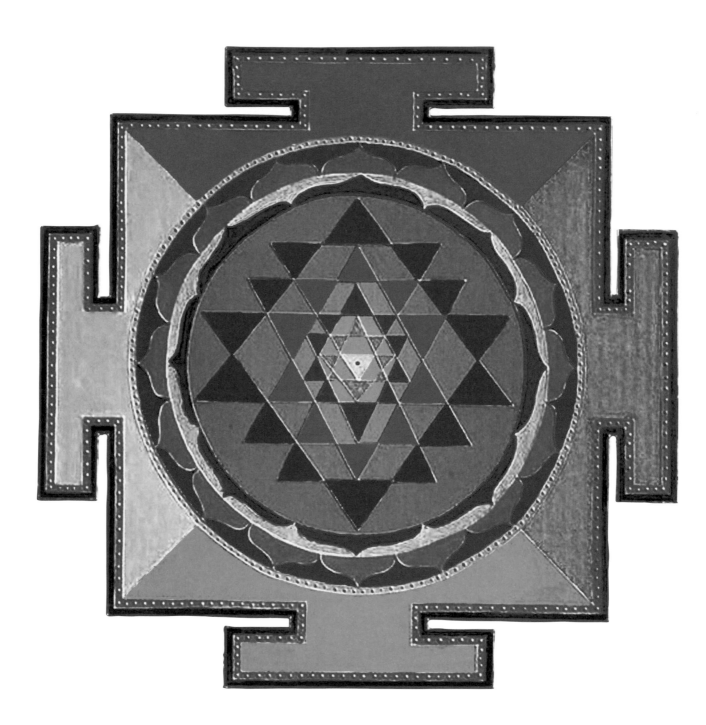

斯里揚創（Sri Yantra，印度神聖圖）

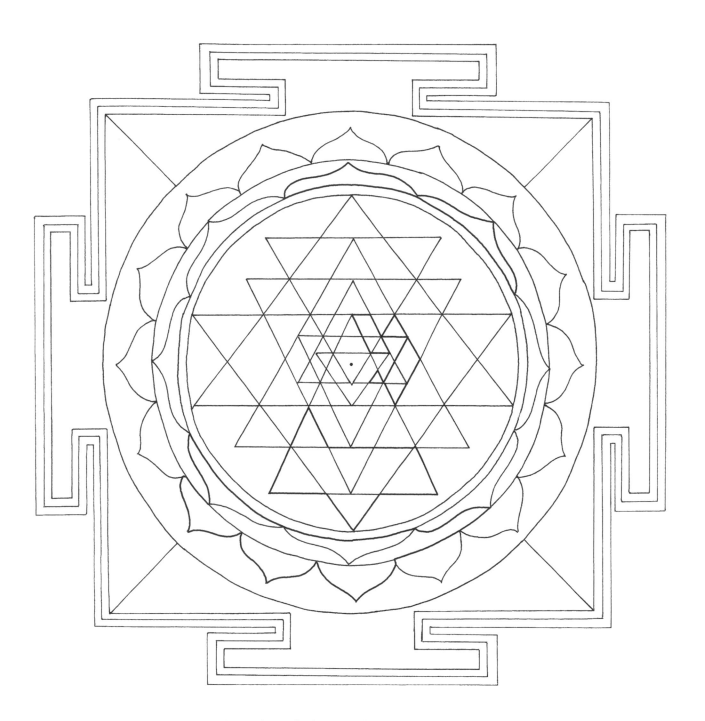

全心專注在自己內在強大的能量。

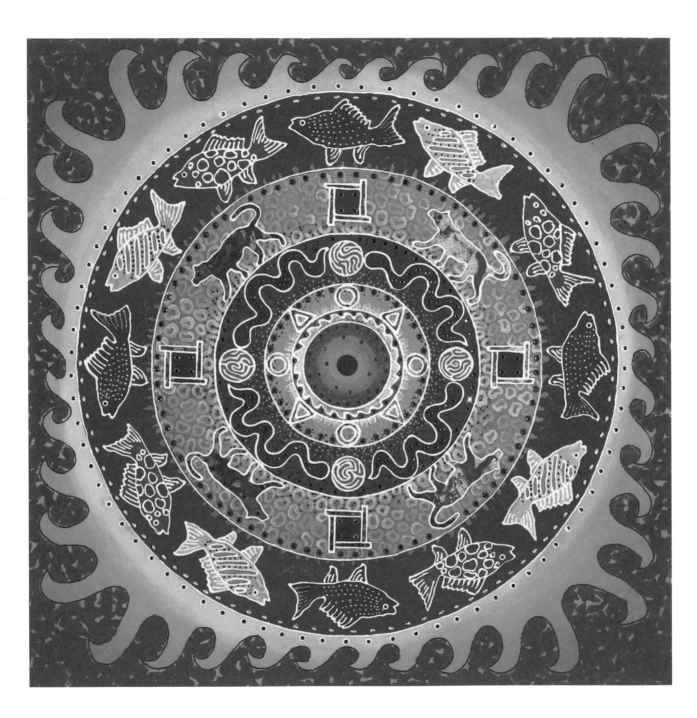

紅蛇之夢

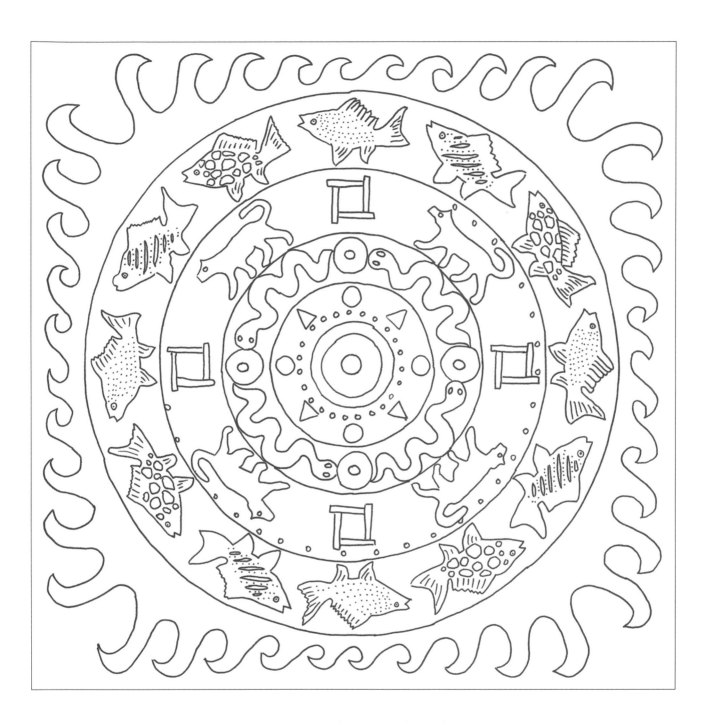

有時夢境比清醒時更有智慧。

黑麋鹿

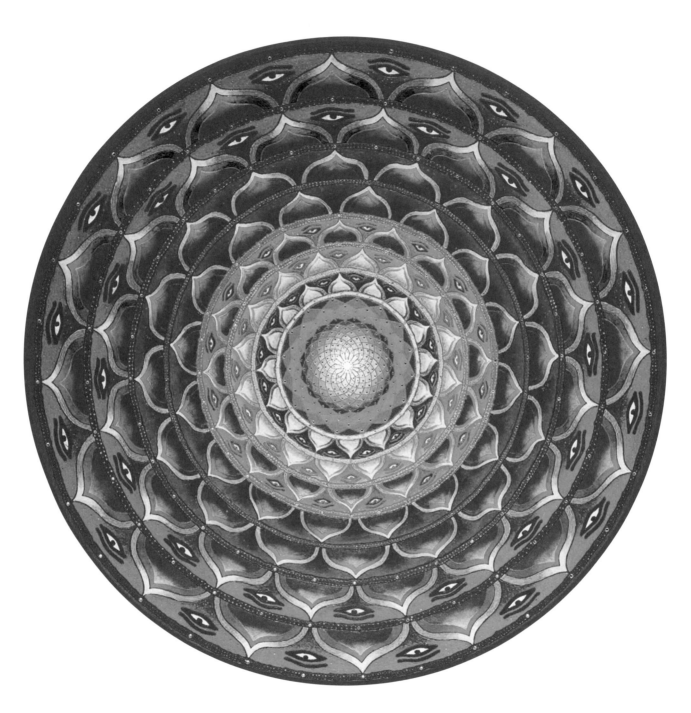

千眼蓮花

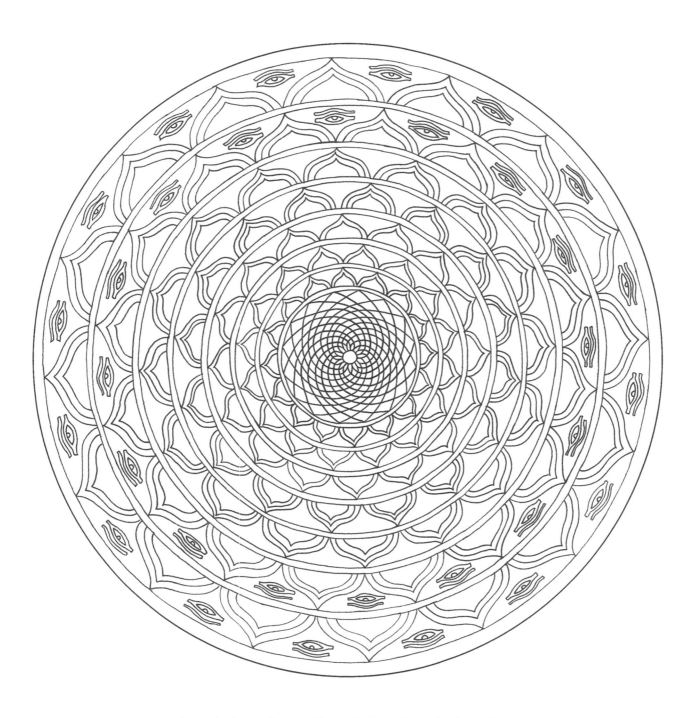

除了直直往前看之外，還有更多眼觀的方式。

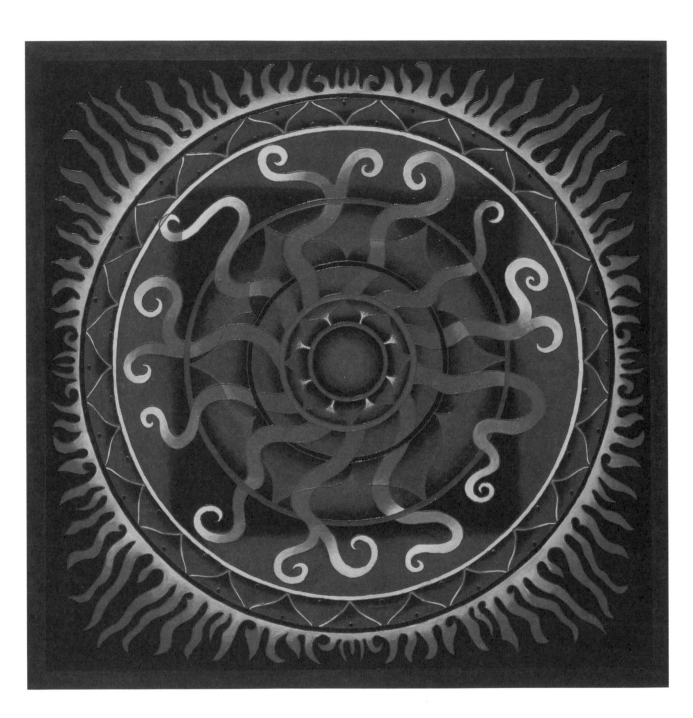

永恆生命火焰

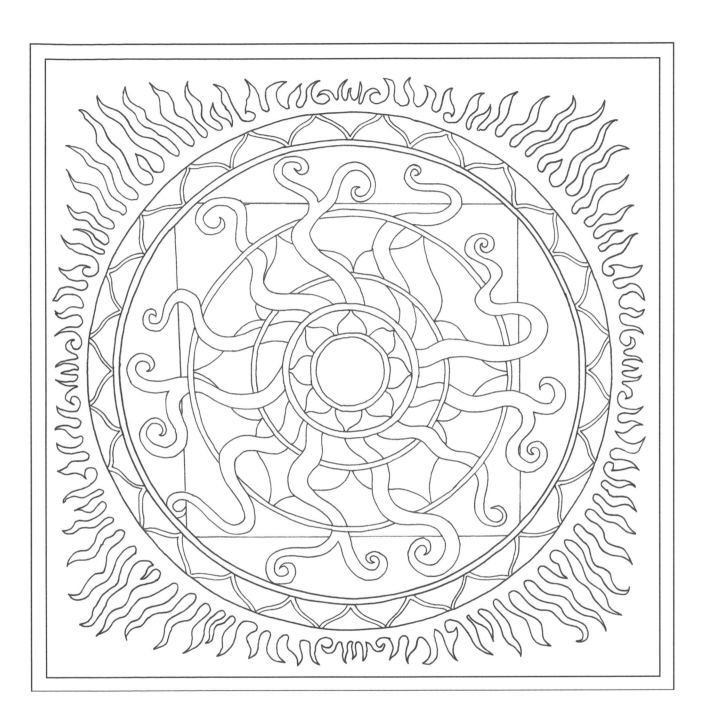

將太陽的能量用色彩全心注入此曼陀羅之中。

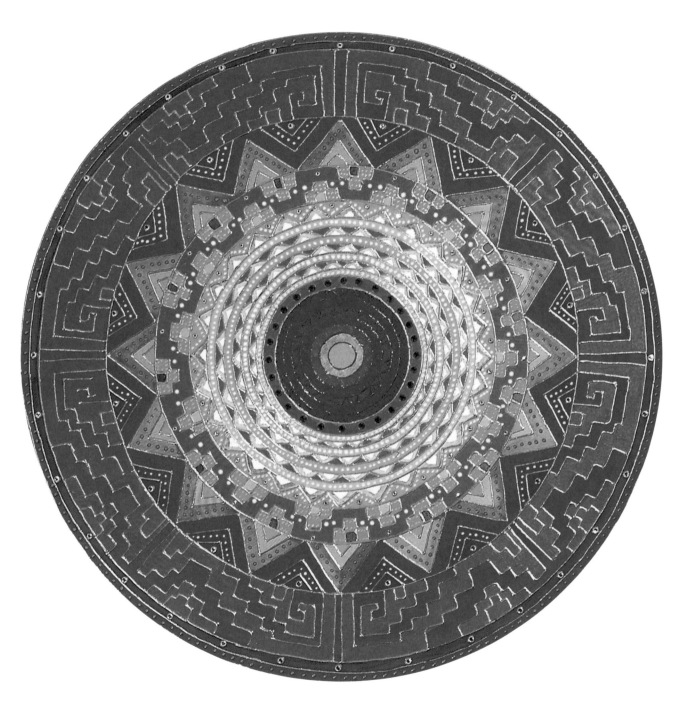

印度之花

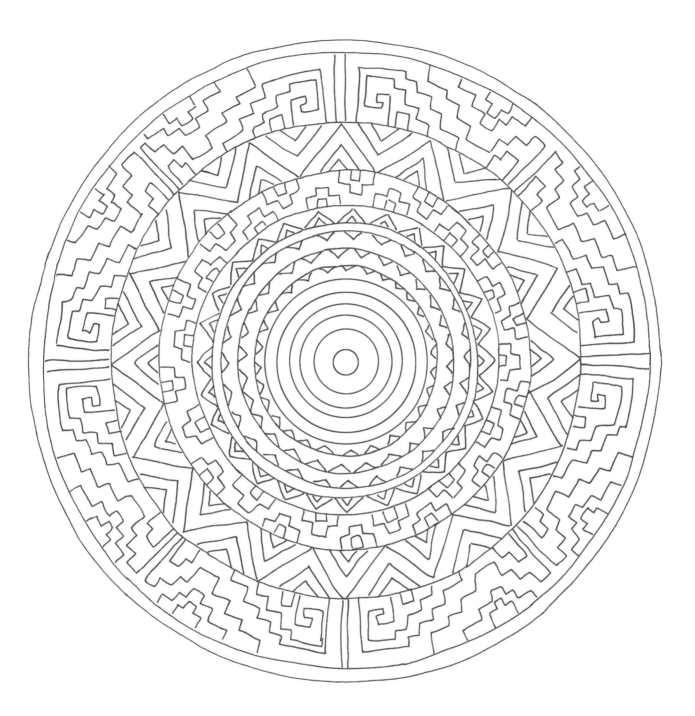

挑選一個特定的問題，慢慢地彩繪此幅曼陀羅直至中心點，
同時也讓這個問題中的心結慢慢解開。

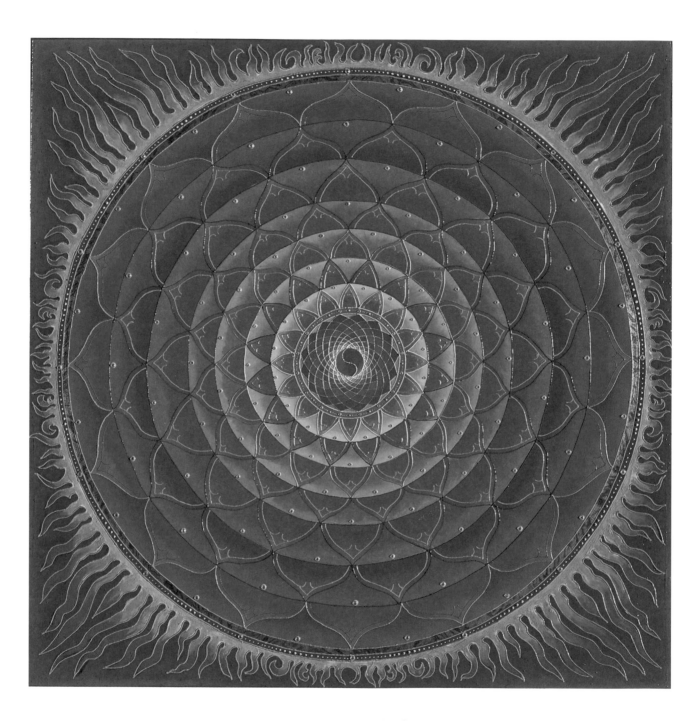

綻放火熱的愛

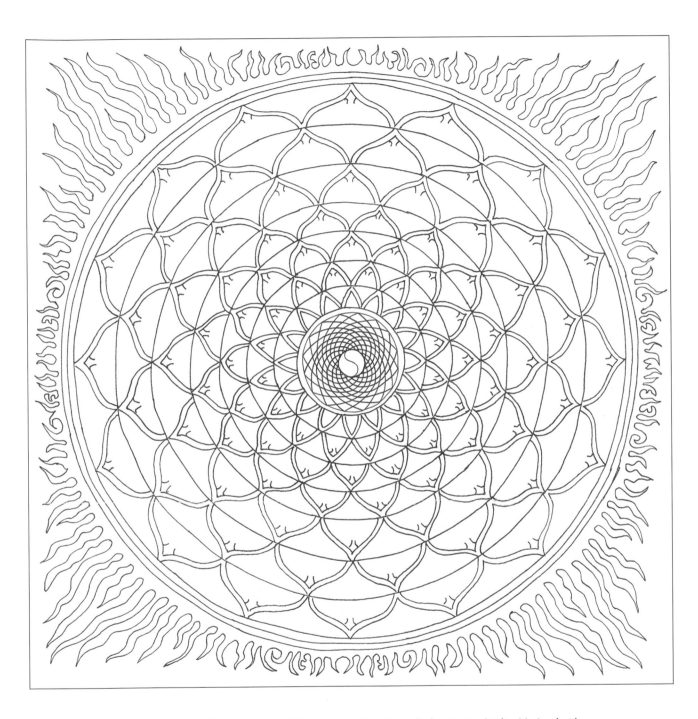

我發現我能夠透過色彩與形狀訴說那些我無法用字句所言喻的。

喬治亞·歐姬芙

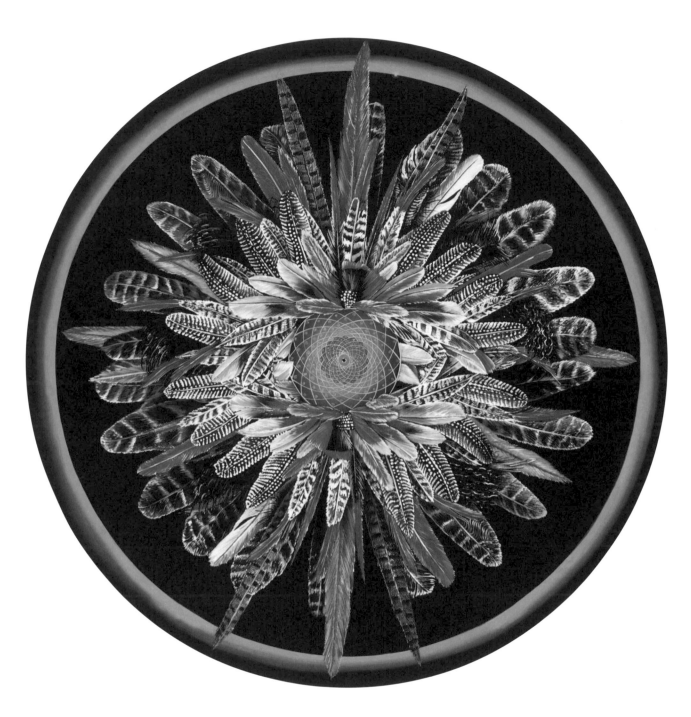

羽之曼陀羅

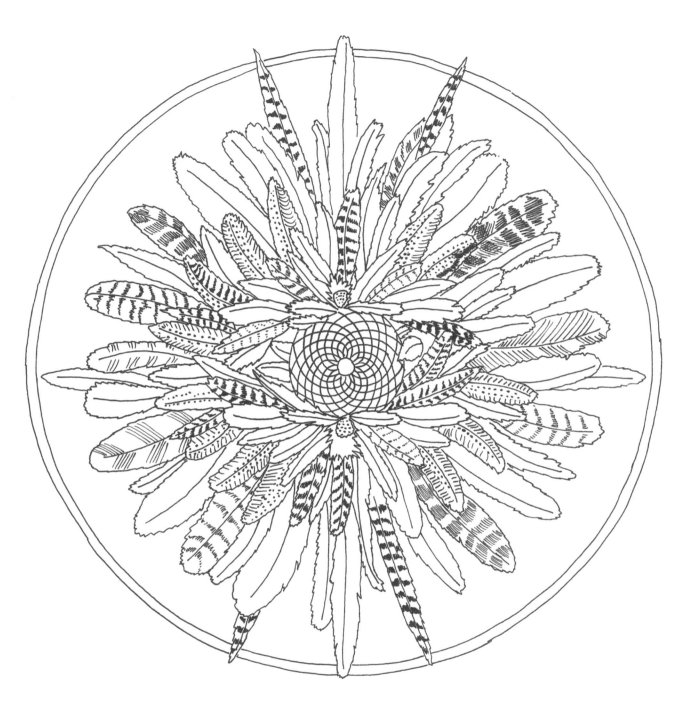

讓你的生命像露珠在葉尖一樣，於時間的邊緣上輕輕跳舞。

羅賓德拉納特 · 泰戈爾

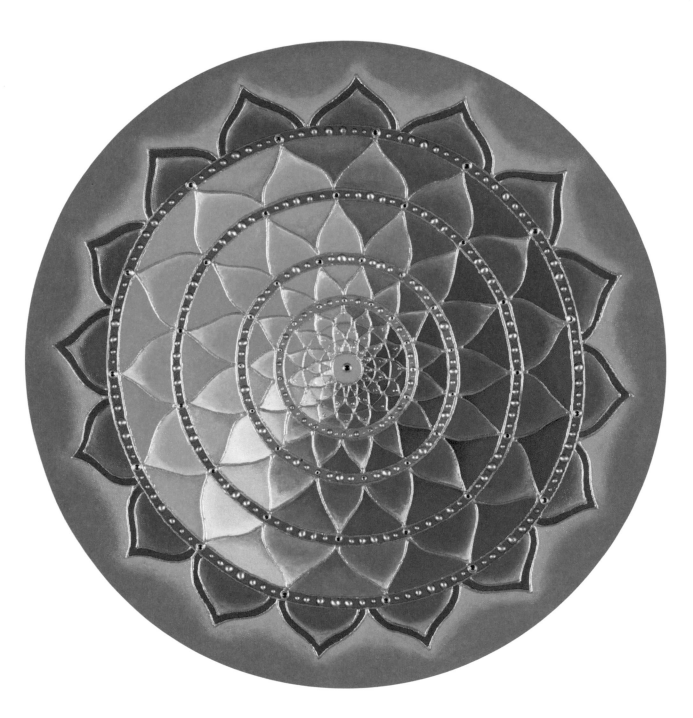

歡喜(Ananda)彩虹

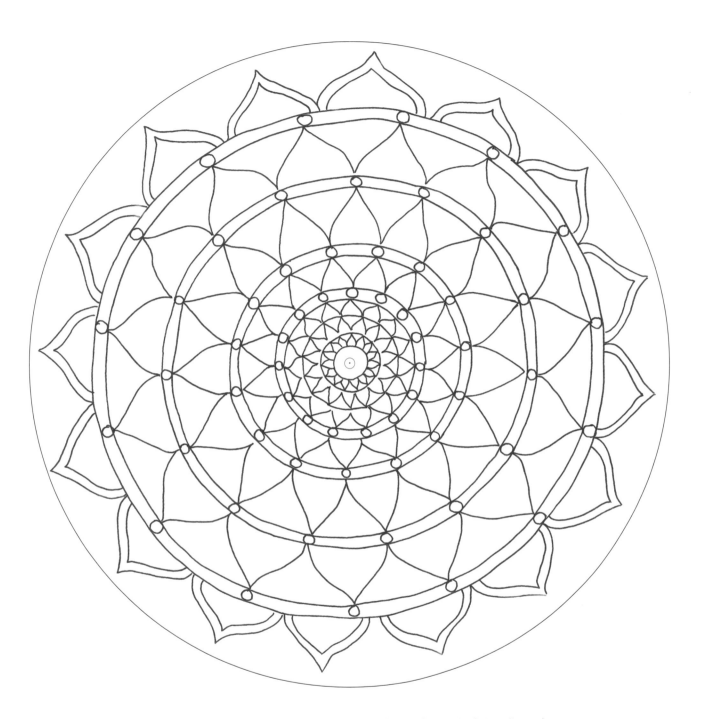

停下來幾分鐘，讓自己沈浸在充滿寧靜曼陀羅的輕柔之中。

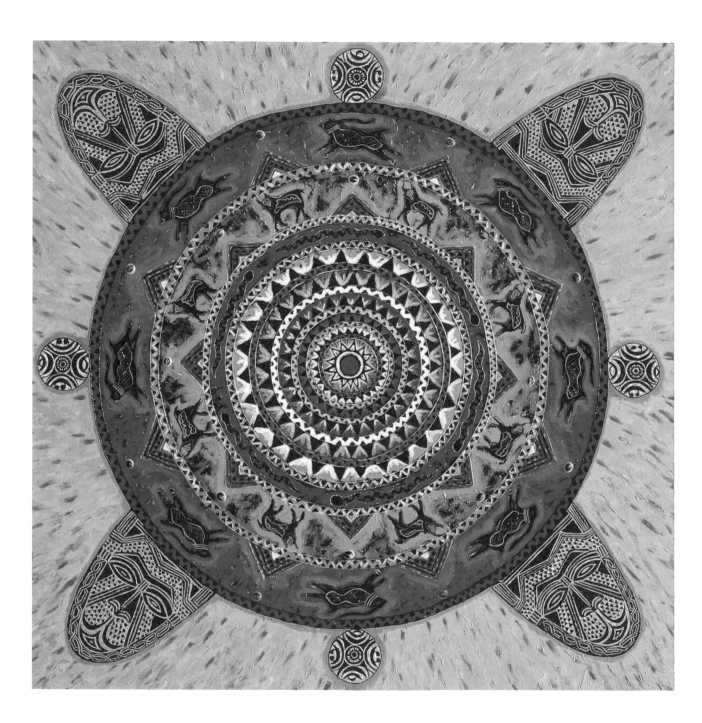

黑色非洲之花

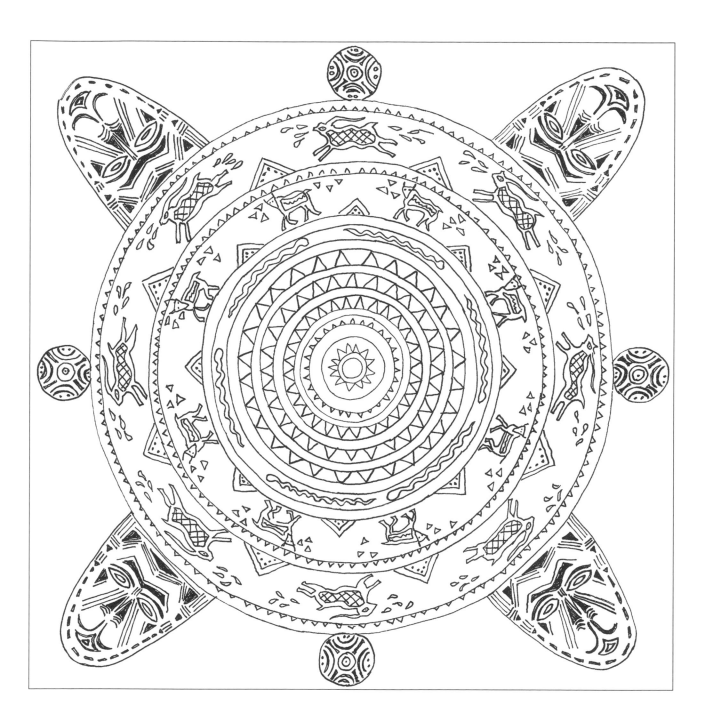

面對你的恐懼，在彩繪曼陀羅的過程中——克服它們。

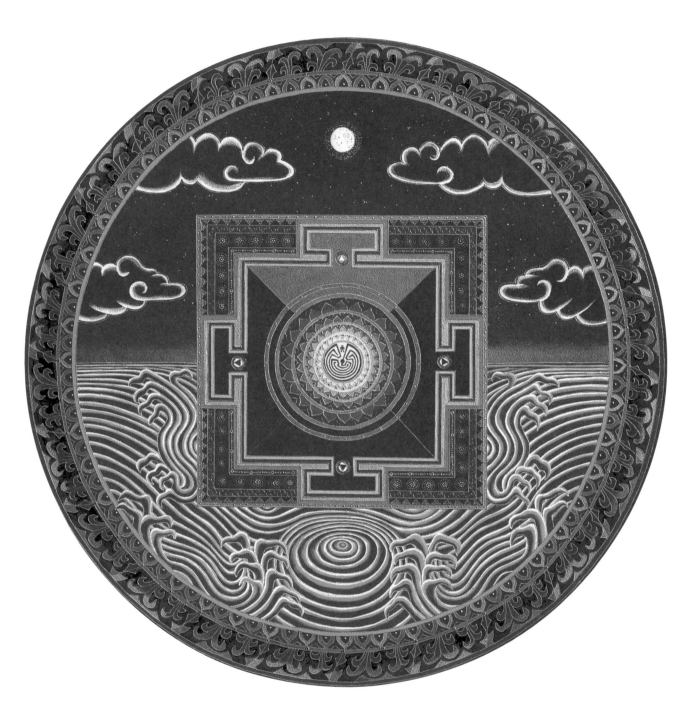

陷於迷陣

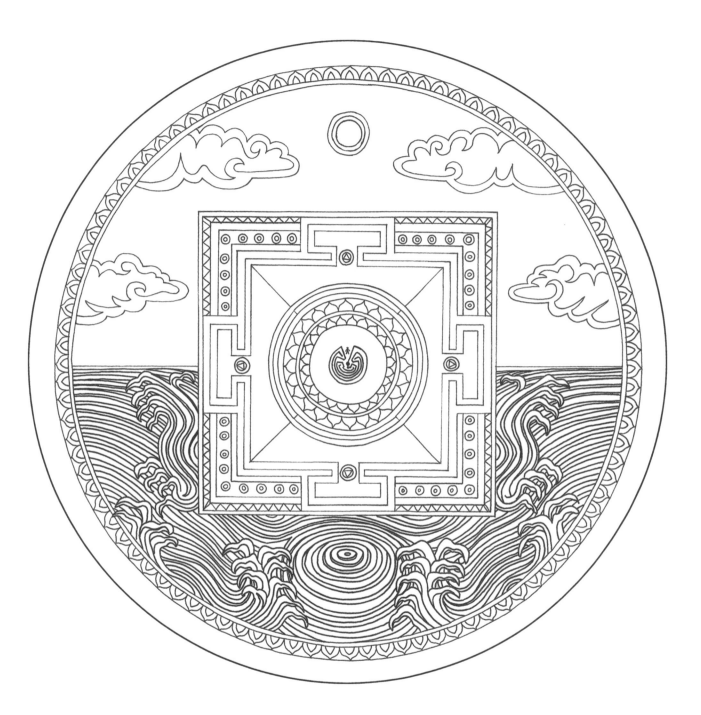

讓你的右腦和左腦在中心點相遇並且一同合作。

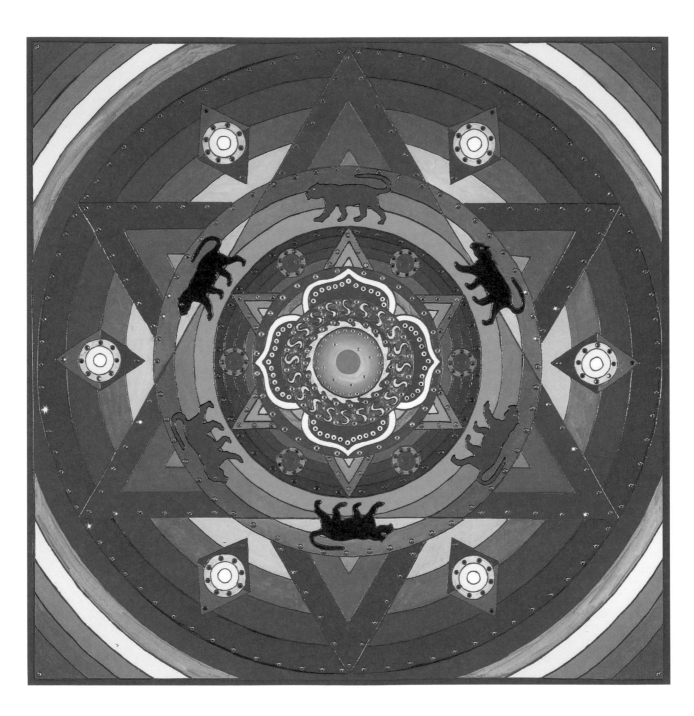

存在的全彩虹

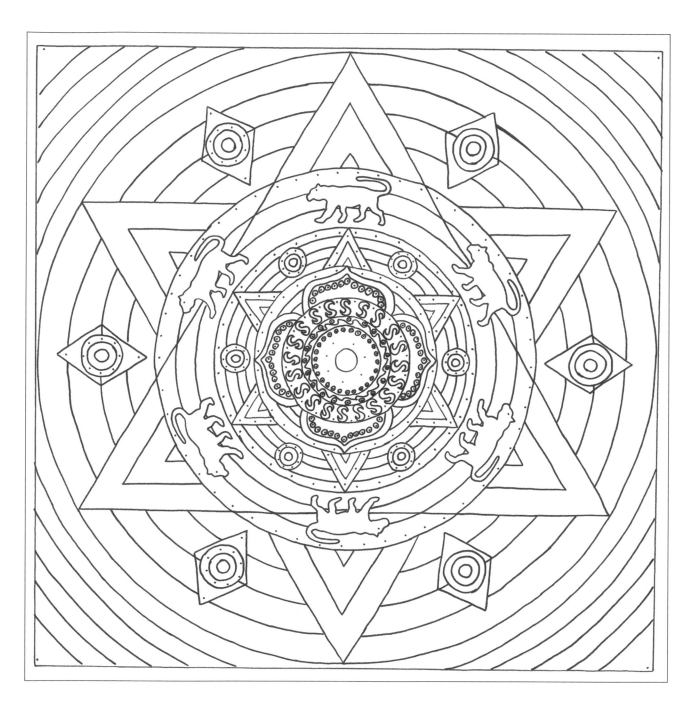

頭腦是個充滿忙碌點子、想法和擔憂的場所，但是就在中心深處，
那裡充滿了寧靜，在那裡內在的自己懂得保護自己，不受機械化頭腦的影響。
就在彩繪內在寧靜的過程中，找到這個中心處。

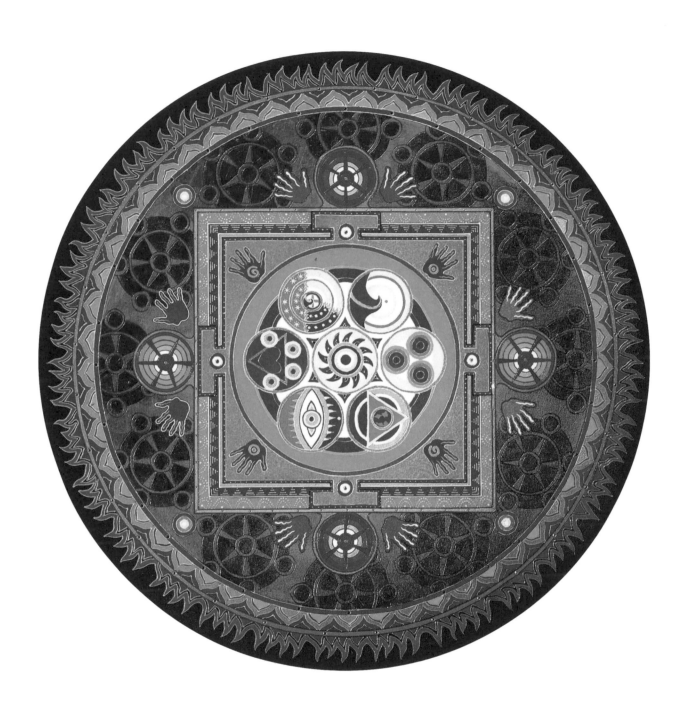

心手相連

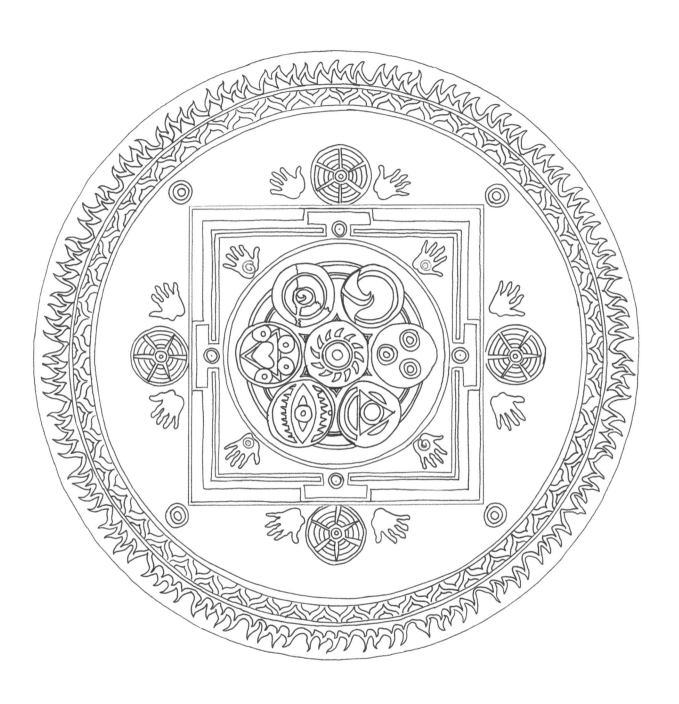

真正的朋友，是一個靈魂在兩個軀體裏。

亞里斯多德

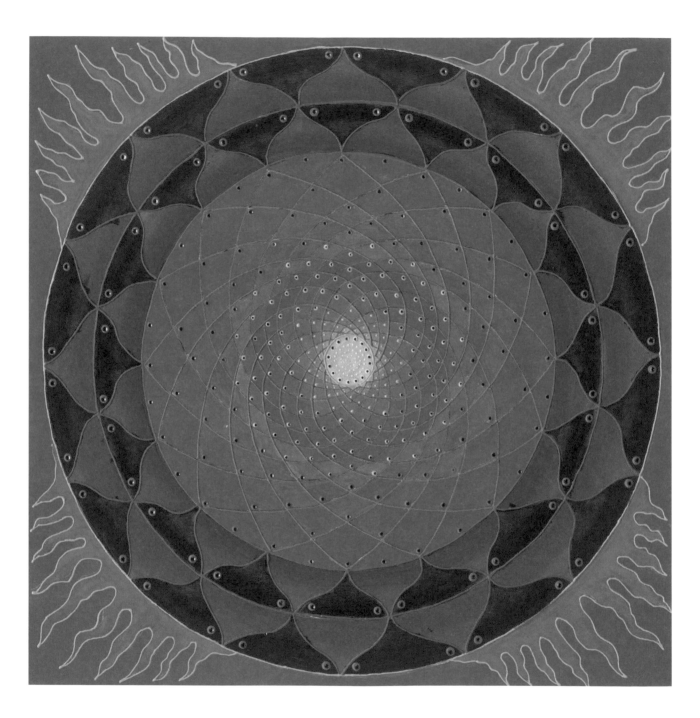

脈輪之輪

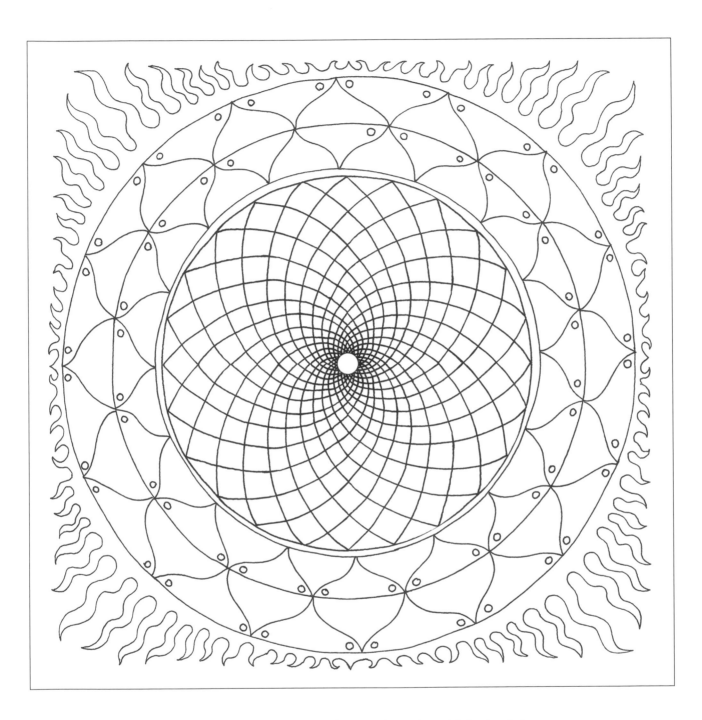

覺知宇宙之巨大，我們的環境與人生目標包含於內。

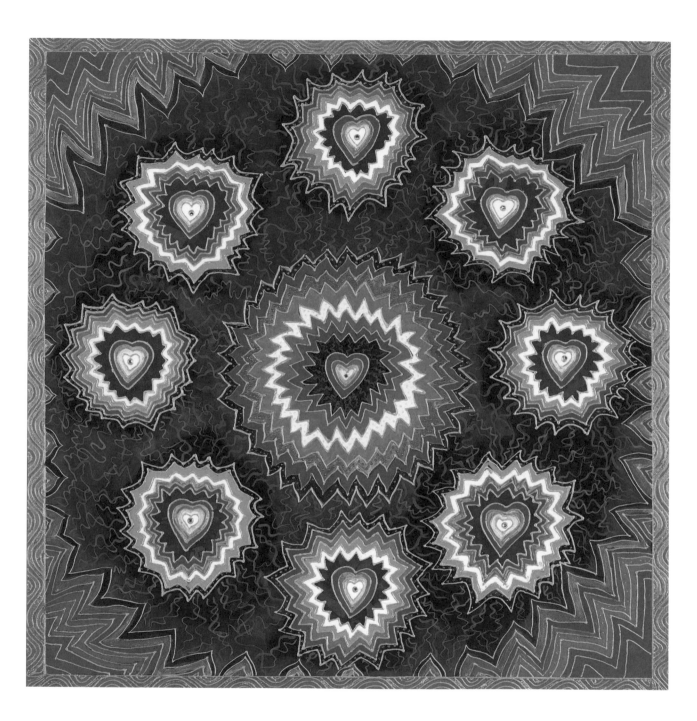

電波之心

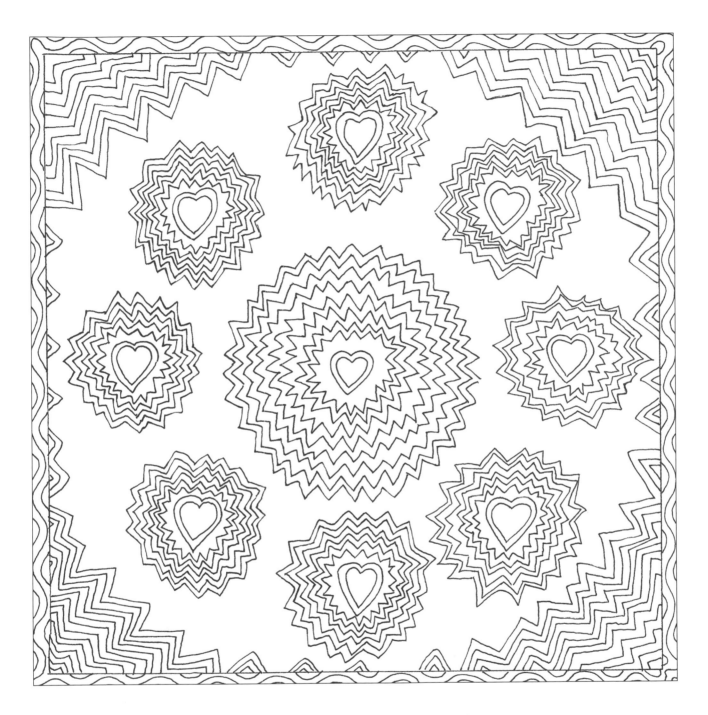

愛是唯一的實相，而不只是一時的情調。

愛是終極的真相，它就存在於創造之心中。

羅賓德拉納特・泰戈爾

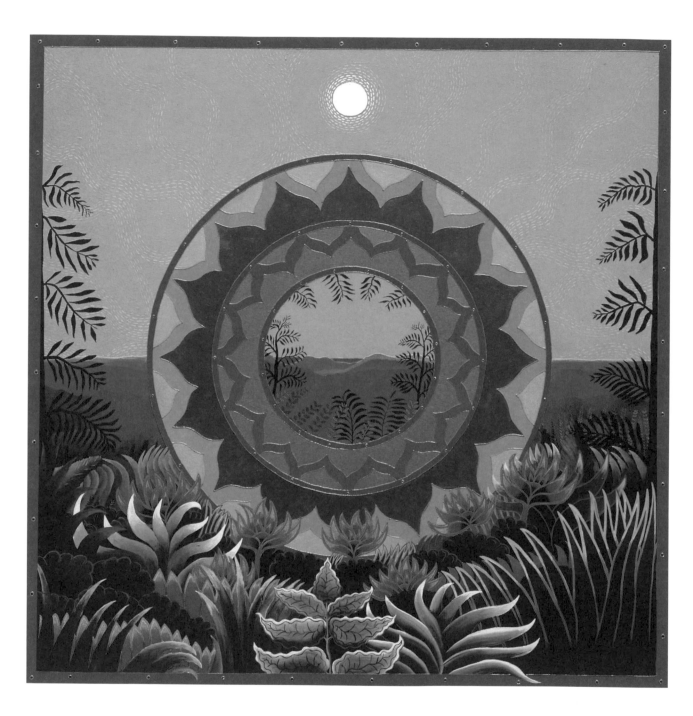

幸福心靈

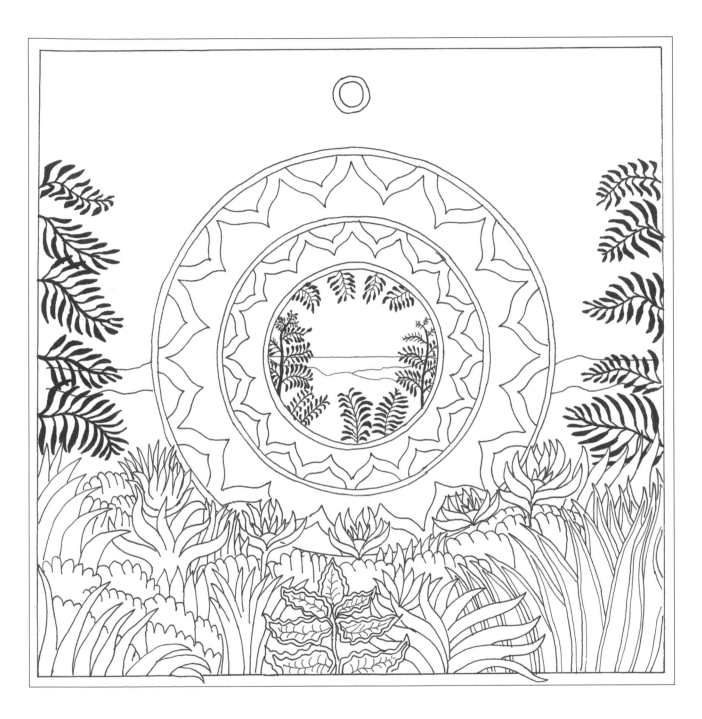

彩繪你的幸福吧！

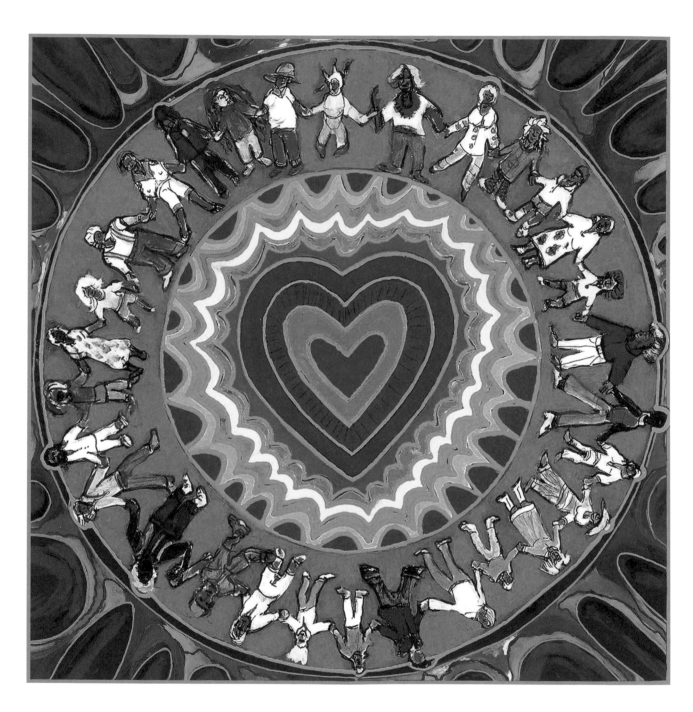

內在和平

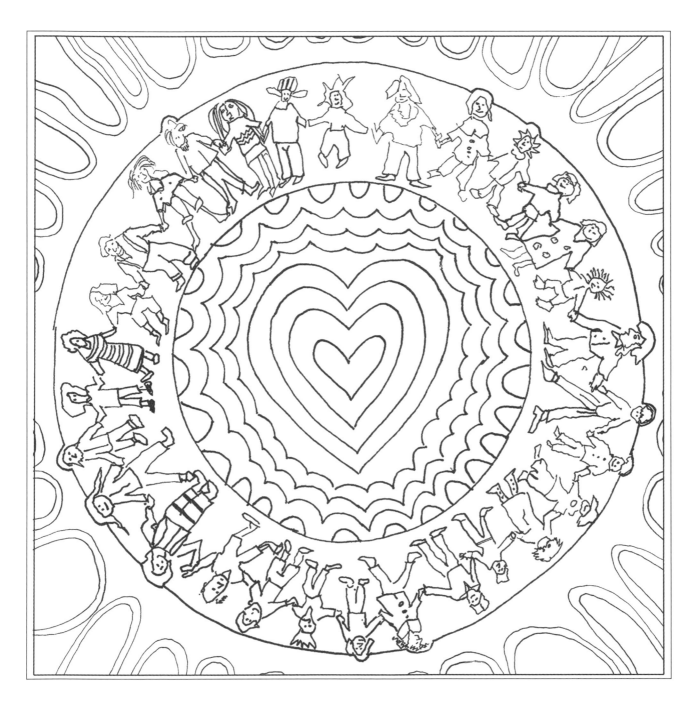

討論和平是不夠的，你必須信仰它。

信仰和平是不夠的，你必須實踐它。

愛蓮娜·羅斯福

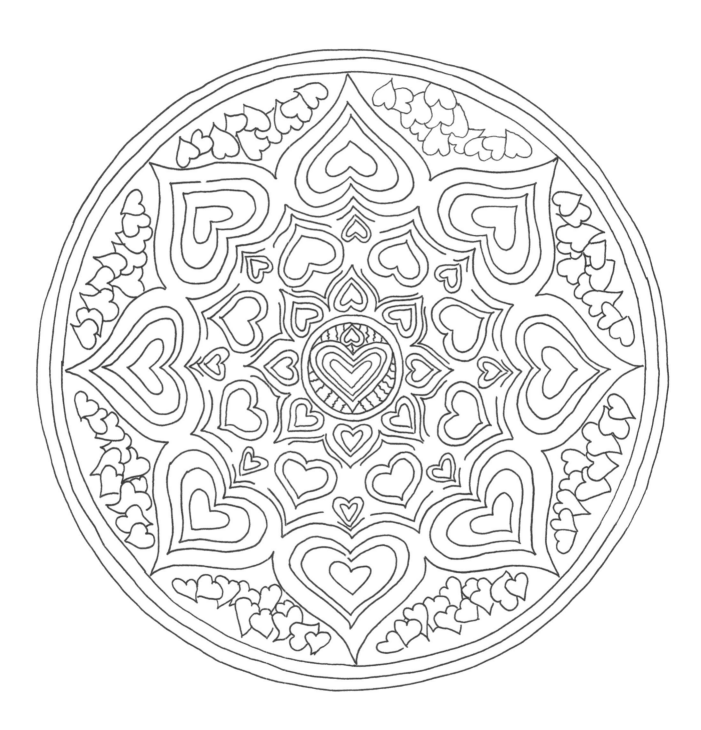

曼陀羅是個歷史悠久的嚮導，這些象徵性的符號透過你的雙眼帶領你照看自己。在彩繪曼陀羅的過程中，能引領你進入內在的精神與心靈，帶給你奧妙的洞見。它看起來很簡單，而它也確實如此，但是在彩繪曼陀羅的過程中，可以揭示你逐層的成長與領會，並且轉化你的意識，無論你是彩繪它或只是看著它。事實上，曼陀羅靜心也就是在靜坐中觀想曼陀羅，一旦你彩繪了幾幅曼陀羅之後，或甚至只是彩繪了曼陀羅的某些部分，你將會開始感覺到這些圖騰就存在你自身中，這會是很珍貴的經驗，因為這將幫助你去辨識出這些圖騰，並且開始透過這些核心的圖騰與你的意識溝通。

保羅・霍伊斯坦

引言出處：

阿爾伯特·愛因斯坦（ALBERT EINSTEIN） 是理論物理學家，他最著名的是發展出廣義相對論，並且於一九二一年獲得諾貝爾物理學獎。

亞里斯多德（ARISTOTLE） 是最偉大的古希臘哲學家之一，他的著作對於所有西方哲學理論一直有著長遠的影響力。

黑麋鹿（BLACK ELK） 是著名的聖者，北美印地安奧格拉拉蘇族(Oglala Sioux)的巫醫與先知。

佛陀（BUDDHA） 是佛教的創始人與祖師。

卡爾·榮格（CARL JUNG） 是革命性的心理醫生與心理治療師，他最知名的是創建了分析心理學。

達賴喇嘛（DALA LAMA） 是藏傳佛教的高僧、導師與上師。

德謨克利特（DEMOCRITUS） 以「歡喜哲學家」(laughing philosopher)著名，他對於現代科學的影響力更勝於其他所有的前蘇格拉底哲學家。

愛蓮娜·羅斯福（ELEANOR ROOSEVELT） 是前美國政治家，也是美國任期最長的第一夫人。

喬治亞·歐姬芙（GEORGIA O'KEEFFE） 是二十世紀美國畫家，七十年創作期間專注於發現大自然中的抽象型態。

奧維德（OVID） 是羅馬詩人，他的著作對大多數近期的歐洲藝術與文學有強烈的影響力。

拉爾夫·沃爾多·愛默生（RALPH WALDO EMERSON） 是美國牧師、哲學家、演說家與詩人，也是超驗主義運動（Transcendental movement，美國文藝復興）的領導者。

魯米（RUMI） 是十三世紀的波斯詩人、神學家與蘇菲派(Sufi)神秘家。

羅賓德拉納特·泰戈爾（BABINDRANATH TAGORE） 是孟加拉詩人、小說家與畫家，於一九一三年獲頒諾貝爾文學獎，是第一位非歐洲人獲頒此獎者。

*編註：沙特爾（Chartres） 法國沙特爾大教堂入口處地磚。此迷宮設計圖形象徵著前往聖城耶路撒冷的朝聖之旅。

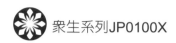

眾生系列 JP0100X

能量曼陀羅
彩繪內在寧靜小宇宙
Colour yourself calm : a mindfulness colouring book

作　　　者　/ 曼陀羅繪製：保羅・霍伊斯坦 Paul Heussenstamm / 撰文編輯：狄蒂・羅恩 Tiddy Rowan
中　　　譯　/ 施如君
責 任 編 輯　/ 廖于瑄
業　　　務　/ 顏宏紋

總　編　輯　/ 張嘉芳
出　　　版　/ 橡樹林文化
　　　　　　城邦文化事業股份有限公司
　　　　　　104台北市民生東路二段141號5樓
　　　　　　電話：(02)2500-7696＃2737　傳真：(02)2500-1951
發　　　行　/ 英屬蓋曼群島商家庭傳媒股份有限公司城邦分公司
　　　　　　104台北市中山區民生東路二段141號5樓
　　　　　　客服服務專線：(02)25007718；25001991
　　　　　　24小時傳真專線：(02)25001990；25001991
　　　　　　服務時間：週一至週五上午09:30～12:00；下午13:30～17:00
　　　　　　劃撥帳號：19863813　戶名：書虫股份有限公司
　　　　　　讀者服務信箱：service@readingclub.com.tw
香港發行所　/ 城邦（香港）出版集團有限公司
　　　　　　香港灣仔駱克道193號東超商業中心1樓
　　　　　　電話：(852)25086231 傳真：(852)25789337
馬新發行所　/ 城邦（馬新）出版集團 Cite (M) Sdn Bhd
　　　　　　41, Jalan Radin Anum, Bandar Baru Sri Petaling,
　　　　　　57000 Kuala Lumpur, Malaysia.
　　　　　　Tel:(603)90563833 Fax:(603)90576622 Email:services@cite.my

版 面 構 成　/ 林恒如
封 面 設 計　/ 林恒如
印　　　刷　/ 上晴彩色印刷製版有限公司
初 版 一 刷　/ 2015年6月
二 版 一 刷　/ 2023年3月
ISBN　　　　/ 978-626-7219-08-9
定　　　價　/ 380元

國家圖書館出版品預行編目資料

能量曼陀羅：彩繪內在寧靜小宇宙 / 狄蒂.羅恩(Tiddy Rowan)
著；保羅.霍伊斯坦(Paul Heussenstamm)繪；施如君譯. -- 二
版. -- 臺北市：橡樹林文化，城邦文化事業股份有限公司出
版：英屬蓋曼群島商家庭傳媒股份有限公司城邦分公司發行，
2023.3
面；　公分. -- (眾生；JP0100X)
譯自：Colour yourself calm : a mindfulness colouring book
ISBN 978-626-7219-08-9(平裝)

1.藝術治療 2.宗教療法

418.986　　　　　　　　　　　　　　　111019067

城邦讀書花園
www.cite.com.tw

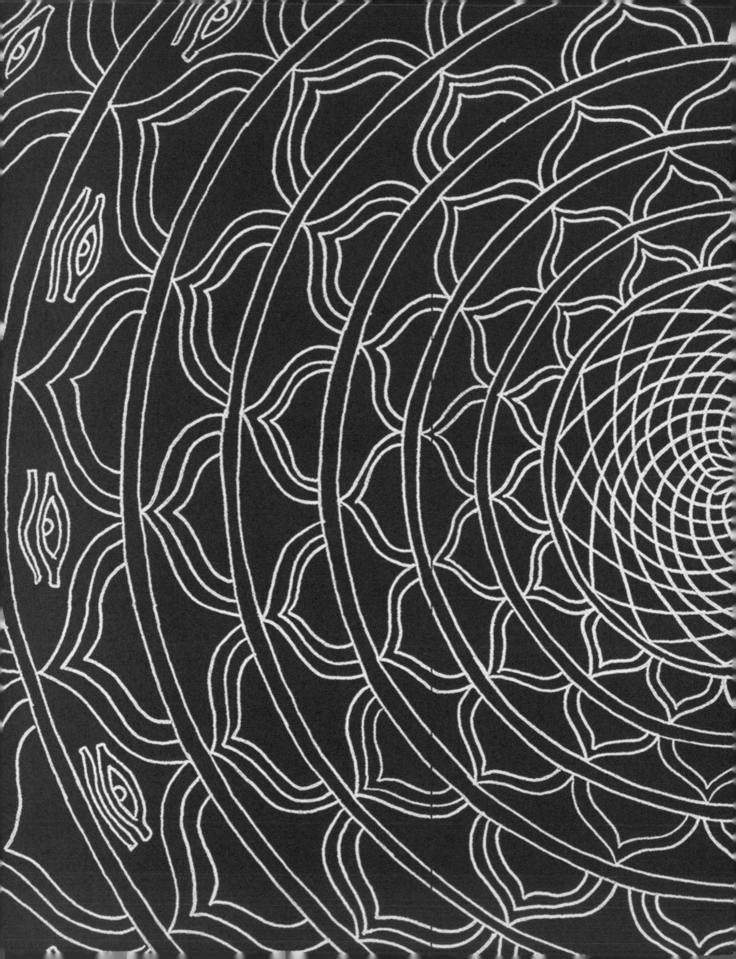

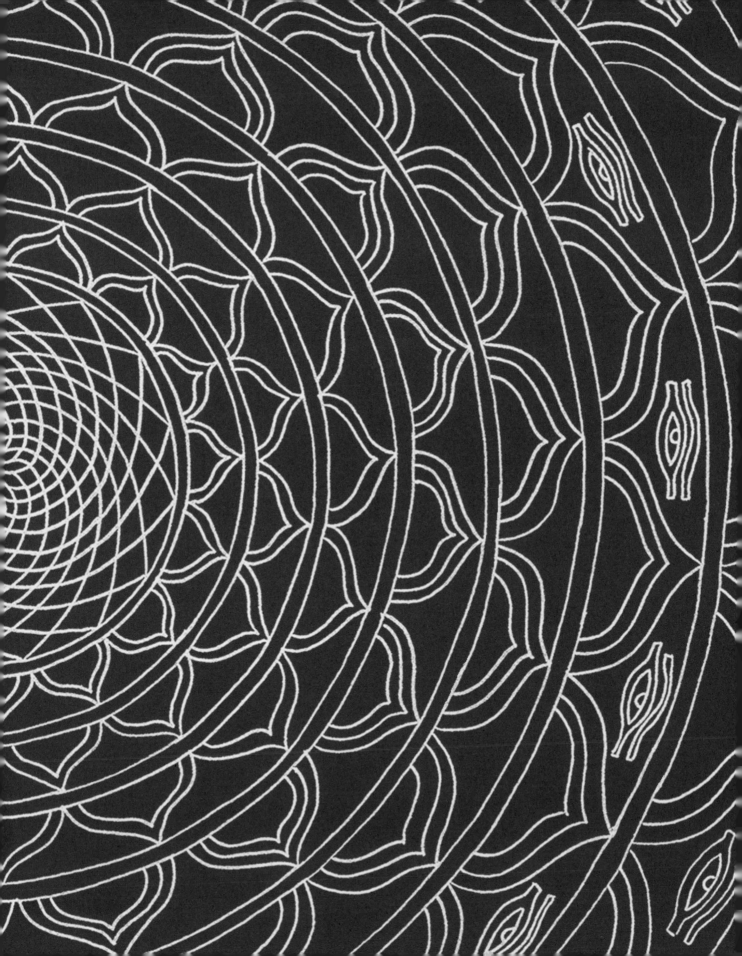